ÉTUDE

SUR LES

TRICHINES

ET SUR LES

MALADIES QU'ELLES DÉTERMINENT CHEZ L'HOMME,

PAR

H. SCOUTETTEN

DOCTEUR ET PROFESSEUR EN MÉDECINE; OFFICIER DE LA LÉGION D'HONNEUR;
COMMANDEUR DES ORDRES IMPÉRIAUX DE SAINT-STANISLAS
DE RUSSIE, DU MEDJIDIÉ DE TURQUIE;
MEMBRE CORRESPONDANT DE L'ACADÉMIE IMPÉRIALE DE MÉDECINE DE PARIS;
MEMBRE HONORAIRE DE L'ACADÉMIE ROYALE DE MÉDECINE DE BELGIQUE;
MEMBRE DU CONSEIL CENTRAL D'HYGIÈNE ET DE SALUBRITÉ PUBLIQUE DU
DÉPARTEMENT DE LA MOSELLE;
ANCIEN PRÉSIDENT DE L'ACADÉMIE IMPÉRIALE DES SCIENCES,
LETTRES ET ARTS DE METZ;
MEMBRE CORRESPONDANT DES ACADÉMIES ET SOCIÉTÉS SAVANTES DE TOULOUSE,
NANCY, LILLE, COPENHAGUE, LEIPZIG, DRESDE, GÊNES,
CONSTANTINOPLE, ETC.

PARIS
J. B. BAILLIÈRE ET FILS
LIBRAIRES DE L'ACADÉMIE IMPÉRIALE DE MÉDECINE
19, rue Hautefeuille.
1866

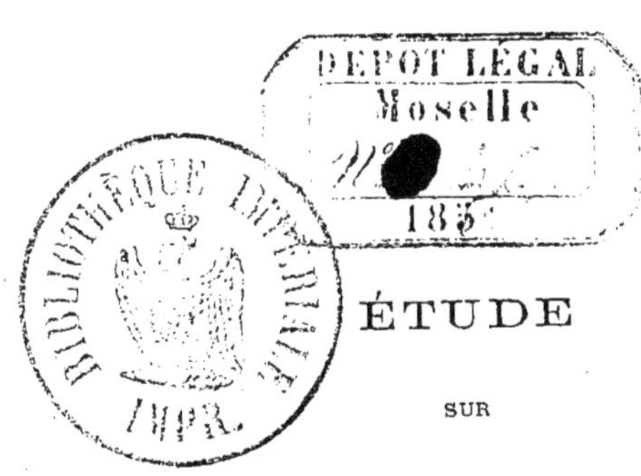

ÉTUDE

SUR

LES TRICHINES

METZ. — Imprimerie F. BLANC, rue du Palais. — 1866.

ÉTUDE

SUR LES

TRICHINES

ET SUR LES

MALADIES QU'ELLES DÉTERMINENT CHEZ L'HOMME,

PAR

H. SCOUTETTEN

DOCTEUR ET PROFESSEUR EN MÉDECINE; OFFICIER DE LA LÉGION D'HONNEUR;
COMMANDEUR DES ORDRES IMPÉRIAUX DE SAINT-STANISLAS
DE RUSSIE, DU MEDJIDIÉ DE TURQUIE;
MEMBRE CORRESPONDANT DE L'ACADÉMIE IMPÉRIALE DE MÉDECINE DE PARIS;
MEMBRE HONORAIRE DE L'ACADÉMIE ROYALE DE MÉDECINE DE BELGIQUE;
MEMBRE DU CONSEIL CENTRAL D'HYGIÈNE ET DE SALUBRITÉ PUBLIQUE DU
DÉPARTEMENT DE LA MOSELLE;
ANCIEN PRÉSIDENT DE L'ACADÉMIE IMPÉRIALE DES SCIENCES,
LETTRES ET ARTS DE METZ;
MEMBRE CORRESPONDANT DES ACADÉMIES ET SOCIÉTÉS SAVANTES DE TOULOUSE,
NANCY, LILLE, COPENHAGUE, LEIPZIG, DRESDE, GÊNES,
CONSTANTINOPLE, ETC.

PARIS
J. B. BAILLIÈRE ET FILS
LIBRAIRES DE L'ACADÉMIE IMPÉRIALE DE MÉDECINE
19, rue Hautefeuille.
1866

Depuis plusieurs mois le public s'est vivement ému, en France, à la pensée des dangers que peut faire naître l'usage de la viande de porc. L'imagination, brodant sur la réalité, a donné des proportions effrayantes à des accidents très-fâcheux sans doute, mais limités, jusqu'à ce jour, à certaines contrées du nord de l'Allemagne.

Bien qu'il soit difficile de faire entendre le langage calme de la raison et de rassurer les esprits alarmés, nous avons cherché à y parvenir en réunissant tous les documents scientifiques et statistiques que la science possède. Pour atteindre ce but, nous avons dû recourir à la complaisance de plusieurs savants de l'Allemagne et de l'Angleterre, afin de remonter aux sources et de donner les indications précises contenues dans les ouvrages antérieurs au nôtre. Il nous a fallu aussi faire des recherches personnelles, afin de ne point imiter le rôle de ces copistes aveugles qui parlent de choses qu'ils n'ont point vues et que souvent ils ne comprennent pas.

La difficulté était de se procurer des trichines vivantes ; il n'y en avait point en France, fort heureusement pour le pays, au moment où nous avons commencé nos expériences ; nous nous en sommes assuré en écrivant à Paris et à Lyon ; nous avons dû alors recourir à l'obligeance du célèbre professeur Virchow, de Berlin, qui, avec un empressement pour lequel nous lui témoignons notre gratitude, nous a immédiatement expédié une portion de muscle trichineux d'un homme, et une autre provenant d'un porc. Nous nous sommes livré aussitôt à des études microscopiques, et, afin d'avoir constamment sous la main des moyens d'étude, nous avons fait avaler à un lapin la portion de chair trichineuse qui nous était inutile.

D'un autre côté, nous avons vérifié nos propres remarques sur des préparations très-habilement faites par le savant professeur Kœlliker, de Wurtzbourg, possédées par le professeur Vogt, de Genève, et qu'il a mises momentanément à notre disposition. Nous pensons donc pouvoir dire que la structure anatomique de la trichine et les conditions physiologiques de son existence nous ont été exactement révélées, guidé que nous étions d'ailleurs par les remarquables travaux des auteurs allemands. Ces expérimentateurs patients et sagaces ont étudié si parfaitement la question, qu'ils n'ont laissé à leurs successeurs que le soin de vérifier et d'admirer leurs recherches : aussi nous croyons convenable de supprimer toute prétention au rôle d'inventeur et de nous borner à celui de narrateur.

La planche que nous avons fait faire a été exécutée, sous notre direction et d'après nature, par M. Cordier fils, jeune artiste de mérite, qui possède le talent de reproduire avec exactitude, et sans que l'œil quitte le microscope, l'objet qu'il aperçoit dans le champ de l'instrument.

Nous nous sommes servi de deux microscopes : l'un dont la puissance ne dépassait pas 200 grossissements, et l'autre pouvant atteindre jusqu'à 840 fois le volume naturel de l'objet, développement exagéré et qui ne permet de voir que des détails infiniment petits.

La reproduction du dessin a été faite par un procédé nouveau de photolithographie, appelé probablement à un grand avenir et consistant en une image négative prise sur verre, comme dans le procédé photographique ordinaire, et reportée sur pierre par des moyens imaginés par MM. Tessié du Motay et Raphaël Maréchal, fils de notre ami, le célèbre peintre-verrier de Metz, correspondant de l'Institut.

Nous espérons que ces travaux répondront, par leur ensemble, à tous les désirs et même à toutes les exigences.

Metz, le 28 mars 1866.

ÉTUDE

SUR

LES TRICHINES

ET SUR

LES MALADIES QU'ELLES DÉTERMINENT CHEZ L'HOMME.

CHAPITRE PREMIER.

§ I. — CONSIDÉRATIONS GÉNÉRALES.

Les accidents nombreux occasionnés en ce moment, en Allemagne, par l'usage de la viande de porc, préoccupent vivement l'attention publique en France et dans une partie de l'Europe.

Ce n'est que depuis peu d'années que le mal s'est révélé et qu'il a pris des proportions inquiétantes ; il existait, sans doute, depuis fort longtemps ; mais il était méconnu, n'attaquant que des individus isolés, de la classe la plus pauvre, et qui allaient souvent mourir dans les hôpitaux.

Il n'en est plus de même aujourd'hui ; la maladie sévit sur des populations agglomérées dans les villes et les villages, elle y fait de nombreuses victimes, elle jette la perturbation dans les intérêts commerciaux en modifiant les habitudes alimentaires.

Ce n'est qu'après de longues recherches que les savants sont parvenus à découvrir la véritable cause des désordres morbides; ils ont constaté qu'elle est due à la présence d'un ver microscopique, appelé *trichine*, et qui pénètre par milliers dans les tissus de l'homme vivant.

Cette découverte a vivement ému les habitants d'outre-Rhin; ils ont pris spontanément, d'abord, des mesures pour se préserver des atteintes du mal; les corporations des bouchers sont venues ensuite, comprenant que leur commerce était menacé si la sécurité publique n'était point garantie; puis les autorités locales des villes et des grandes divisions territoriales, justement préoccupées des intérêts de la santé publique, ont publié des ordonnances prescrivant de sages mesures préventives[1].

La France commence à ressentir le contre-coup des inquiétudes de nos voisins du Nord; les journaux scientifiques et politiques publient fréquemment des articles sur cette maladie, inconnue de nos pères, de nos contemporains eux-mêmes, qui semble nous menacer, qui déjà touche notre frontière allemande et belge, mais qui, espérons-le, rencontrera un obstacle infranchissable à l'envahissement de notre pays, dans l'aisance relative de nos classes ouvrières, et dans notre éloignement pour la viande crue comme aliment.

Malgré quelques travaux déjà publiés, l'Académie impériale de médecine de Paris vient de faire appel à de nouvelles études[2]; elle a demandé à l'un de ses membres un rapport, qui sans doute donnera lieu à une discussion importante. Le gouvernement français lui-même, veillant toujours avec sollicitude sur l'hygiène publique, a pensé que le moment était venu de recueillir tous les documents accumulés par l'expérience, et capables de projeter une vive lumière sur les points douteux de la question. Le Ministre de l'agriculture, du commerce et des travaux publics a décidé que deux savants, M. Delpech, membre de l'académie impériale de médecine de Paris, et

[1] Voir le dernier chapitre: *Mesures sanitaires préventives.*
[2] Académie impériale de médecine de Paris, 30 janvier 1866.

M. Raynal, professeur à l'école vétérinaire d'Alfort, auraient l'honorable mission d'aller en Allemagne pour y étudier la maladie des trichines, tant au point de vue de la médecine humaine que de la médecine vétérinaire [1].

Cette sage mesure indique que l'attention de l'autorité est éveillée sur la maladie des trichines, et que, le cas échéant, elle saurait prendre les mesures nécessaires pour en prévenir l'introduction dans notre pays, ou pour en arrêter le développement si elle venait à s'y manifester.

Occupé moi-même depuis longtemps de ce sujet important, il m'a paru que le moment était venu de publier mes observations personnelles, de réunir les matériaux disséminés dans un grand nombre d'ouvrages et de recueils périodiques, de les classer avec ordre, enfin de vulgariser les connaissances acquises, déjà fort étendues et presque complètes; espérant calmer ainsi les inquiétudes et faire éviter à l'avenir les erreurs que l'inexpérience seule avait fait commettre.

§ II. — Recherches historiques.

A quelle cause faut-il rapporter la proscription de la chair du porc, comme substance alimentaire, par la plupart des législateurs religieux de l'Orient? Cette viande a cependant le mérite d'être nutritive, savoureuse et généralement recherchée par les populations de l'Amérique, de l'Asie et de l'Europe; spécialement de la Chine, de l'Allemagne et de la France.

Évidemment il y a eu des motifs fondés, très-probablement, sur des observations précises se rattachant à l'hygiène des peuples ou sur des sentiments puisés dans des principes de prévoyance et de sagesse.

Le fondateur du brahmanisme n'a pas prononcé une défense spéciale contre le porc, comme objet particulier de répulsion; cet animal se trouve compris dans la loi

[1] *Moniteur universel* du 20 février 1866.

qui prescrit aux croyants *l'abstention de tout ce qui a eu un principe de vie* [1].

Les Indiens appartenant à des sectes dissidentes, notamment les partisans de Vichnou, mangent ostensiblement de toute espèce de viande et boivent sans scrupule des liqueurs fortes ; il n'y a que les brahmes et les sectateurs de Siva qui observent rigoureusement les lois de Manou.

Moïse [2] et Mahomet [3], qui l'a souvent copié, désignent nominativement un certain nombre d'animaux dont la viande est défendue comme étant *impure ;* dans cette catégorie se trouve le lièvre, le lapin, ainsi que le porc, mais rien ne dénote que ce dernier soit l'objet d'une réprobation exceptionnelle.

Les Grecs anciens, sans invoquer un principe religieux, recommandaient aussi l'abstention de la viande de porc, car ils savaient qu'elle est souvent malsaine ; ils connaissaient la maladie que nous nommons *ladrerie,* et qu'ils appelaient χαλαζα, mot qui signifie grêle ou plutôt grêlon, idée adoptée par les Latins et qu'ils rendaient par le terme *grando,* d'où est venu le vieux mot français *grandine,* quelquefois employé pour désigner les vésicules qui se trouvent sous la langue du porc ladre et qui ressemblent à deux petits grêlons arrondis et transparents.

Aristote [4] a donné une description fort exacte et presque complète de cette maladie ; Oribase [5] en dit peu de chose ; Pline [6], souvent cité à tort concernant ce sujet, n'en parle pas ; il indique seulement que les porcs sont souvent atteints d'angine et d'écrouelles *(anginæ maxime* et *strumæ).*

[1] Loiseleur-Deslongchamps. *Recueil des lois de Manou (Manava Dharma Sastra).* — Paris, 1832-33, 2 vol. in-8°, — et l'*Encyclopédie nouvelle,* t. III, p. 55. — Paris, 1837.

[2] Moïse *(Mosche). Lévitique,* XI, traduct. de S. Cahen, t. III, p. 38.

[3] Mahomet. *Le Coran,* chap. V, p. 115, traduct. de Savary, 2 vol. in-12. — Paris, 1826.

[4] Aristote. Liv. VIII, chap. XXI, p. 698, traduct. d'Isaac Casaubon, in-f°, grec et latin. — Genève.

[5] Oribase. Traduct. de Bussemaker, et Daremberg. — Paris, 1851, t. I, p. 271.

[6] Plinii. *Hist. nat.,* t. VI, lib. VIII, p. 386, édit. Panckoucke.

Mais ce qu'ignoraient tous les auteurs de l'antiquité, c'est que la viande du porc ladre engendre le ver solitaire chez l'homme, fait mis hors de doute par les savantes recherches de Küchenmeister [1], de von Siebold [2] et surtout de Van Beneden [3], le savant professeur de Louvain.

Ces derniers travaux avaient été précédés par les remarquables recherches du professeur danois Steenstrup sur les *générations successives* [4]. C'est seulement à dater de l'apparition de cet ouvrage que commence la longue série des découvertes relatives aux moyens de transmission et de propagation des vers intestinaux.

La théorie de l'illustre professeur de Copenhague fut accueillie, dès sa naissance, avec cette grande faveur qui s'attache à toutes les œuvres d'un mérite incontestable ; la nouveauté du sujet, l'importance des faits, l'originalité et la haute portée des vues émises par l'auteur, suscitèrent de toutes parts d'ardentes recherches.

On savait bien, depuis fort longtemps, que certains animaux vivent aux dépens de certains autres; mais on ne se doutait pas, avant les beaux travaux des helminthologistes modernes, qu'un grand nombre de parasites n'arrivent à l'âge adulte, qu'après avoir revêtu successivement plusieurs formes, et que les mêmes animaux changent de milieu à chaque métamorphose, en passant d'un hôte à un autre, non d'une manière accidentelle, mais bien d'après des lois fixes.

1 Küchenmeister. *Die in und an dem Kœrper des lebeden Menschen vorkommenden Parasiten,* 2 vol. in-8°, avec 14 planches. — Leipzig, 1855.

2 Von Siebold. *Ueber die Vervandlung des cysticercus pisiformis in Tœnia serrata, sowie der Echinoccus Brut in Tœnien.* (*Zeitschrift für wissenschaftliche Zoologie,* 1853, vol. IV, p. 400.)

3 Van Beneden. *Mémoire sur les vers intestinaux,* ouvrage couronné par l'Institut de France, 27 planches, in-4°. — Paris, 1858.

4 Steenstrup (Jean-Joseph, Schmith). *Om Forplantning, etc. Sur la propagation et le développement des animaux à travers une série de générations successives.* — Copenhague, 1842, in-4°. Cet ouvrage, écrit en suédois, a été traduit en anglais et en allemand; il a pour titre, en cette dernière langue : *Ueber den Generationswechsel.* Traduit par Lorenz, 1842.

Ainsi certains vers ne parcourent les premières phases de leur existence que dans tel groupe d'animaux qu'ils abandonnent ensuite pour choisir de nouveaux êtres vivant dans des conditions différentes, et ils quittent encore ces derniers, comme cela arrive chez les douves, pour se loger ailleurs. Parmi ces parasites qui changent forcément de milieu, il en est plusieurs qui mènent une existence tout à fait indépendante à une certaine époque de leur vie, soit sur la terre, soit dans l'eau, et cette période de liberté, ils l'emploient à la recherche d'une prison vivante. Mais quelle que soit la multiplicité des milieux habités successivement par les vers, si les premiers hôtes servent au développement de leur jeune âge, les derniers seuls leur fournissent un milieu qui leur permet d'atteindre leur développement complet, et, à tel gîte, correspond toujours nécessairement telle manière de vivre et telle forme de ver.

Sous leur première forme, les parasites en question résident toujours chez un animal devant servir de pâture à un autre, et précisément à celui où ils doivent achever leur développement. Ainsi, des vers qui habitent un herbivore, par exemple, lorsqu'ils sont arrivés au terme d'évolution qu'ils ne peuvent dépasser dans ce milieu, n'ont plus absolument qu'à attendre que leur hôte, mangé par un carnassier, cède à celui-ci les vers qu'il héberge; de telle sorte que l'introduction du ver dans son nouveau gîte, et par suite son arrivée à l'âge adulte sont assurées par cette disposition remarquable, que la première station se fait dans la proie même du nouvel hôte.

Comme on le voit, indépendamment de leurs vers propres, plusieurs animaux, surtout ceux qui se nourrissent de matières végétales et servent d'aliments aux carnivores, nourrissent encore des vers qu'ils ne doivent pas garder, et qui ne deviendront jamais adultes tant qu'ils resteront chez eux. C'est ainsi que le lapin nourrit tel cysticerque pour le compte du chien, la souris tel autre ver vésiculaire pour le chat, le mouton, le cœnure du tournis pour le loup et le chien [1].

L'homme n'échappe pas à cette loi fatale, les atteintes de la filaire, du ténia et de la trichine, qui va être l'objet spécial de nos études, en sont des preuves incontestables.

CHAPITRE DEUXIÈME.

§ I. — DÉCOUVERTE ET HISTOIRE DES TRICHINES.

Première période. — Il est souvent difficile de préciser rigoureusement la date d'une découverte; cette incertitude existe pour la question des trichines. Les Allemands et les Anglais s'attribuent personnellement le mérite d'avoir signalé, les premiers, le fait anatomo-pathologique : Ne voulant pas préjuger la question, nous allons exposer ce que l'histoire rapporte.

Une note du savant anatomiste Tiedemann, publiée par Henle et rapportée par Muller [2], indique qu'on trouva, en 1822, à Heidelberg, dans le cadavre d'un ivrogne, sujet à de violents accès de goutte et qui mourut d'une hydropisie de poitrine, de nombreuses concrétions blanches et pierreuses, existant dans la plupart des muscles, entre les lames du tissu cellulaire, et d'autres attachées aux parois des artères.

Le chimiste Gmelin fit l'analyse de ces concrétions et il reconnut qu'elles contenaient 7 % de carbonate de chaux, 73 % de phosphate de chaux et 20 % d'une matière

[1] Ce sujet intéressant a été exactement résumé et parfaitement exposé par M. E. Vignes dans l'Annuaire scientifique de Dehérain, année 1865, p. 179. Nous n'avons pas hésité à lui faire quelques emprunts.

[2] *Muller's Archiv für Anatomie und Physiologie,* 1835, p. 528, et *Froriep's Notizen,* I, p. 64.

organique ayant quelque analogie avec la composition du blanc d'œuf.

Plusieurs auteurs, notamment MM. Diesing, Küchenmeister, Davaine et Pagenstecher, ont interprété ce fait comme pouvant préciser la date des premières notions des capsules trichineuses; le professeur Leuckart n'a point admis cette opinion, il fonde la sienne sur le siége de ces concrétions et sur leur grosseur, qui était de deux à quatre lignes, dimensions qui, en effet, ne sont pas celles qu'on trouve constamment aujourd'hui [1].

Dans ces derniers temps, Klencke [2] a prétendu qu'il avait observé des trichines en 1829 et 1831, mais les inexactitudes constatées par les savants allemands dans ses travaux helminthologiques ne leur permettent pas d'admettre cette assertion, qui n'est qu'un souvenir et qui, par cela même, manque de preuve sérieuse; ils ajoutent, que Klencke n'a pas encore, même aujourd'hui, une idée juste de la structure et du mode d'existence des trichines.

Il est donc très-probable que les helminthologistes et les médecins qui prétendent que l'existence de la trichine était absolument inconnue il y a trente-quatre ans sont dans le vrai.

Ce fut en 1832 que le docteur Hilton découvrit, par hasard, en faisant l'autopsie d'un vieillard de soixante-dix ans, mort d'un cancer, à Londres, à Guy's hospital, un grand nombre de corpuscules blanchâtres, disséminés entre les fibres des muscles pectoraux; il les considéra comme étant probablement de petits cysticerques, mais il ne décrivit point leur organisation, ni n'indiqua les motifs de son jugement. Cette observation, qui n'a point d'autre mérite que la constatation d'un fait, fut lue à la séance du 22 janvier 1833 de la Société médico-chirurgicale de

[1] Leuckart. *Untersuchungen über Trichinen*, p. 2.
[2] Klencke. *Die Trichinen*, 1864.

Londres, et publiée dans la *Gazette médicale* de cette ville, le mois de février suivant [1].

Soit hasard, soit attention surexcitée des observateurs, les cas d'infection trichineuse ne tardèrent point à se multiplier. Wormald, démonstrateur d'anatomie à Saint-Bartholomew's hospital, trouva aussi, en 1832, les muscles de quelques cadavres parsemés de petites taches blanchâtres. Presque en même temps, Paget, alors étudiant au même hòpital, observa un fait semblable sur le cadavre d'un italien nommée Paolo Bianchi, âgé de quarante-cinq ans, et, chose remarquable, le lendemain, le même symptôme se présenta chez un homme qu'on avait porté à l'amphithéâtre du même hôpital.

Paget, soupçonnant à son tour que ces points blancs pouvaient contenir de petits entozoaires microscopiques, alla les porter au célèbre naturaliste Richard Owen. Ce savant les étudia avec soin, il constata l'exactitude des prévisions de Paget et il composa, sur ce sujet, un mémoire qu'il lut à la Société zoologique de Londres, qui fut inséré dans les annales de cette Société et reproduit dans la Gazette médicale de la même ville, au mois d'avril 1835 [2].

Ce mémoire d'Owen est le premier travail publié sur ce sujet, il contient des faits dignes d'être signalés. L'auteur constata que les petits points blancs implantés dans les muscles étaient en effet des kystes, de forme ovoïde, contenant un ver microscopique, auquel il assigna le nom de *Trichina spiralis,* du mot grec θρίξ, τριχὸς, parce que ce ver est fin comme un cheveu, et qu'il est habituellement contourné en spirale; il en donne la description dans les termes suivants :

Trichina spiralis: minutissima, spiraliter, raro flexuose,

[1] Notes of peculiar appearence observed in human muscle probably depending upon the formation of very small cysticerci, by John Hilton, in the London medical. Gaz., vol. XI, pag. 605, febr. 1833.

[2] Rich. Owen. *Description of a microscopic entozoon infesting the muscles of the human Body :* in Transactions of the zoological Society of London ; *et in :* the London medical Gaz : April, 1835, vol. XVI, p. 125.

incurva; capite obtuso, collo nullo, cauda attenuata obtusa; vesica externa elliptica, extremitatibus plerumque atenuatis, elongatis.

Hab. in hominis musculis (prœter involontarios) per totum corpus diffusa, creberrima.

Ce mémoire d'Owen ne contient que des détails descriptifs de la forme et de l'organisation de l'helminthe ; il le croyait dépourvu d'anus, de canal intestinal et d'organes de la génération, aussi le classait-il dans les rangs inférieurs de l'échelle des êtres. C'était une erreur qui ne tarda point à être démontrée.

Aux publications de Hilton et de Owen succédèrent bientôt celles de Farre, de Wood et de Harrisson.

Le docteur Farre [1] découvrit, en 1835, un nouveau sujet chez lequel l'autopsie constata un grand nombre de kystes trichineux. Il fit, le premier, la remarque que les muscles striés, le cœur excepté, contiennent seuls ces corpuscules, tandis qu'on n'en trouve pas dans les muscles lisses. Cet auteur découvrit encore le tube intestinal et les organes de la génération de la trichine, ce qui la fit placer parmi les helminthes les mieux organisés et lui assigna son rang dans la classe des vers nématoïdes.

Quelques années plus tard le professeur Bischoff [2] confirma les observations de Farre et, dès lors, les doutes sur la véritable organisation de la trichine s'évanouirent complétement.

Dans cette même année, 1835, le docteur Wood [3] publia les premières notions médicales sur les accidents occasionnés par les trichines; non qu'il ait soupçonné la véritable cause de l'affection à laquelle son malade avait

[1] A. Farre. *Observation on the* Trichina spiralis. London medical Gaz, 1835.

[2] Bischoff. *Heidelberg medic. Annalen,* t. VI, p. 232 et 485. — Bischoff et Valentin. *Repertorium für Anatom. und Physiolog.*, vol. VI, p. 194, 1841.

[3] H. Wood (de Bristol). *The London medical Gaz,* Juni 1835. Cette observation est traduite en entier dans la Gazette médicale de Paris, 25 juillet 1835, p. 471, et par extrait dans les Archives générales de médecine, deuxième série, vol. 2, p. 719, 1862; c'est cette dernière que nous reproduisons.

succombé, mais il se demanda si, chez les sujets sur lesquels on a trouvé les trichines décrites par Owen, on avait noté quelques symptômes de rhumatisme ou d'inflammation des muscles. Remarque sagace, négligée par les contemporains et qui devait être confirmée vingt-cinq ans plus tard par les recherches des médecins allemands.

Voici d'ailleurs cette observation, que nous rapportons pour assigner le point de départ des études symptomatologiques :

J. Duun, âgé de vingt-deux ans, entre à l'infirmerie de Bristol, le 27 septembre 1834, avec une violente attaque de rhumatisme aigu. Les douleurs du tronc et des membres sont si intolérables qu'il ne peut se tenir debout, et qu'il est apporté sur le dos de son père. C'est un garçon robuste, d'un aspect athlétique, et au dire de ses amis, d'une santé et d'une vigueur rares ; vingt-quatre heures avant son admission, il eut, au dire encore de ses amis, un malaise qui fut attribué à un refroidissement.

La douleur des jambes s'accrut rapidement ; le malade souffrait aussi de toux et de dyspnée ; il n'avait pris le lit que six jours avant son entrée.

Le traitement consista en saignées répétées (cinq fois en sept jours) et dans l'emploi des préparations mercurielles ; le cœur et la poitrine étaient gravement atteints. Le malade mourut le 6 octobre.

A l'autopsie, on constata l'existence d'une pneumonie au premier degré et d'une inflammation très-étendue du péricarde ; l'examen du système musculaire fit voir une masse de trichines interposées dans les fibres des muscles de la poitrine et des épaules, et moins nombreuses à mesure qu'on s'éloignait de la région thoracique.

L'auteur conclut que la présence des trichines n'entraîne pas nécessairement un notable amaigrissement, qu'elle est conciliable avec une maladie aiguë ; il se demande enfin si les malades n'avaient pas présenté quelques symptômes analogues à ceux du rhumatisme aigu.

L'impulsion était donnée, aussi ne tarda-t-on point à voir paraître plusieurs monographies sur ce sujet; la plus importante est celle de Harrisson, qui parut dans le *Journal de Dublin*, et qui renferme six observations de trichines [1]. Ce médecin trouva, le premier, des trichines dans le cœur.

M. Owen, lui-même, rassembla toutes les observations qui avaient été publiées, et il communiqua ce recueil à M. Bureaud-Riofrey [2] qui, en 1836, publia dans son journal les quatorze cas de trichines qui lui étaient signalés; dans ce nombre on ne trouve qu'une seule femme âgée de soixante ans et un enfant de cinq ans.

Postérieurement à cette communication, le docteur Curling [3] signala deux cas de trichines, l'un chez un homme qui succomba à une hernie du cerveau, et qui avait des trichines dans les muscles du larynx et de la nuque; chez l'autre, il trouva des trichines dans la rate. Vers la même époque, le docteur Knox, d'Edimbourg [4], trouva aussi des trichines sur le cadavre d'une femme âgée de soixante-cinq ans; il étudia l'anatomie de la trichine, mais il commit une erreur en prenant l'anus pour la bouche.

Ici s'arrête la série des premières recherches, et, pendant près de dix ans, il sera fait mention à peine de trichines dans la littérature médicale.

Cette première période de l'histoire de cet entozoaire, ainsi qu'on a pu le remarquer, ne comprend que des études zoologiques fort incomplètes faites sur des cadavres; on ignorait alors l'origine de la plupart des vers trouvés chez l'homme, on ne connaissait aucun des phénomènes

[1] Harrisson. *London and Edinburg philos. magazine*, 7, 1835, p. 506, et dans *Dublin Journal*, n° 22.

[2] Bureaud-Riofrey, *Revue médico-chirurgicale anglaise*, p. 33. Paris, 1836.

[3] J. Blizard Curling. *London medical Gazette*, 13 febr., 1836.

[4] *Edinburg, medic. and Surgical journal*, 1836, vol. XLVI, p. 89.

qui accompagnent leur développement, leur mode de propagation, ni leur structure anatomique : l'incertitude et l'obscurité étaient encore presque absolues sur la question pathologique.

Deuxième période. — Bien que les travaux intéressants et sérieux sur les trichines ne recommencent qu'en 1851, sous l'impulsion du professeur Luschka [1], il faut reconnaître cependant que ce sujet n'était pas entièrement abandonné. Dès 1845, Dujardin [2] s'occupe de l'origine des trichines, et, à cette occasion, il s'exprime ainsi : « Tout porte à croire que ces *trichina* sont les germes de quelque autre espèce de nématoïde qui se sont ainsi développés dans les kystes, comme la *filaria piscium, etc.;* mais il reste à savoir quelle espèce ils doivent représenter plus tard, ou s'ils proviennent eux-mêmes de cette espèce, ou s'ils se sont produits spontanément, car l'apparition de ces *trichina* est encore un des plus puissants arguments en faveur de la génération spontanée de certains helminthes. »

Cette citation suffit pour démontrer qu'on connaissait peu alors l'organisation des trichines et que sur ce point beaucoup de progrès restaient à faire. Les helminthologistes s'en occupaient; ils cherchaient partout à découvrir des trichines. Herbst [3], en 1845, Gurlt [4], en 1849, en trouvèrent dans le chat; on en rencontra également dans le chien, la souris, le blaireau et même dans les muscles de la cuisse d'un moineau.

Mais le fait le plus important de cette époque est la découverte de la trichine dans le porc; elle fut faite en Amérique, par le professeur Jos. Leidy, en l'année 1847.

[1] Luschka. *Zur Naturgeschite der Trichina spiralis; in Siebold et Kœllicher Zeistchrift für wissenschaftliche Zoologie,* III, p. 69, 1851. — Leipzig.

[2] Dujardin. *Histoire naturelle des helminthes,* 1845, p. 293.

[3] Herbst. *Nachrichten v. d. Georg. Aug. Universitæt zu Gœttingen,* 1851, 19 st.

[4] E. F. Gurlt. *Nachtræge zu dem ersten Theile seines Lehrbuches der pathologischen Anatomie der Hausthiere,* 1849, p. 144.

M. Virchow, en citant le fait dans la *Relation sténographique de l'assemblée des bouchers de Berlin*[1], n'en indique pas la source, mais il la signale dans son dernier ouvrage[2]; le professeur Pagenstecher la donne également, mais en faisant connaître qu'il l'a trouvée dans les Notices de Froriep[3].

Si nous rappelons encore quelques remarques faites par le professeur Vogel[4] sur l'organisation du kyste, qu'il regarde comme appartenant à la trichine et sécrété par elle, nous aurons donné, à peu près, l'indication des travaux accomplis pendant ces dix années.

Mais l'esprit investigateur des helminthologistes prend une allure plus scientifique et plus satisfaisante en 1851 : Luschka désigne avec précision le bout pointu du ver comme étant la tête ; il signale une petite granulation, sortant quelquefois de la bouche de la trichine, et qu'il croit être une papille spéciale ; il reconnaît l'œsophage, le canal intestinal et l'anus, il dessine ces parties avec exactitude, mais il ne découvre pas les organes sexuels.

Malgré quelques petites erreurs, Luschka a fait progresser, incontestablement, les connaissances sur l'organisation anatomique de la trichine.

Pour la première fois, en 1852, nous voyons apparaître le nom d'un auteur français, c'est celui de M. le professeur Cruveilhier[5] : Il s'exprime ainsi en parlant des capsules des trichines : « Je les ai vues, dit-il, en nombre très-considérable dans les muscles des membres supérieurs

[1] Virchow. *Stenographischer Bericht, etc.*, p. 10. — Berlin, 1866.

[2] Virchow. *Die Lehre von den Trichinen*, p. 5. — Berlin, 1866.

[3] Pagenstecher. *Die Trichinen*, p. 14. — Leipzig, 1865. — Citation tirée de la relation du meeting of the Academy of natural sciences of Philadelphia. *Annal. and magazine of natural history*, 1847, XIX, p. 358. — Puis reprod. dans *Froriep's N. Notizen*, 1847, III, p. 219.

[4] Vogel. *Anatom. pathologique*, p. 409. Note. — Paris, 1849. — Trad. de l'allemand : *Patholog. Anatomie des Menschl.* Kœrpers, 1845. — Th. I, p. 422.

[5] Cruveilhier. *Anatomie pathologiq. génér.*, t. II, p. 64, 1852.

et, principalement, dans les muscles du bras. Je suis persuadé que ces petits entozoaires ne sont pas très-rares, mais ils échappent aisément à une observation peu attentive. »

Ce n'est là qu'un souvenir, intéressant sans doute, mais sans utilité pour l'avancement des connaissances médicales.

Dans l'hiver de 1854-55, Henle découvre des trichines dans les muscles d'un cadavre envoyé à l'amphithéâtre d'anatomie de Gœttingue [1] : c'était le corps d'un ouvrier, âgé de soixante ans, dont l'histoire pathologique est restée inconnue. Les trichines étaient abondantes dans le diaphragme, le crémaster, les muscles de l'œil, dans ceux du larynx et de la langue, et même dans le muscle tenseur du tympan.

Si nous rappelons encore les travaux de Küchenmeister, déjà cités et accomplis en 1855, il ne nous restera plus, pour compléter cette seconde période de l'histoire des trichines, qu'à signaler la monographie de Bristowe et Rainey et le commencement des travaux de M. Virchow.

Les auteurs anglais divisent leur travail en trois parties : 1° l'anatomie du ver adulte ; 2° les changements qui accompagnent ou indiquent sa dégénérescence ; 3° son mode de développement [2]. Leurs recherches portent d'abord sur la structure du ver ; ils en décrivent l'intestin et signalent un petit pertuis terminant une sorte de tube, qu'ils prirent pour la partie rectale, ils la représentent même par une figure, mais ils se trompent ; ce tube, déjà signalé par Luschka, est un organe génital rudimentaire qu'ils ont méconnu, ainsi que l'ont démontré, plus tard, les travaux de M. Leuckart. MM. Bristowe et Rainey sont plus heureux dans leurs études sur les capsules du ver ; ils constatent que les couches super-

[1] *Zeitschrift für rationelle Medicin. N. F.*, vol. VI, 1855, p. 247.

[2] Bristowe and Rainey : *Transactions of the pathological society of London* (mai 1854), t, V, 1853-54, p. 278.

ficielles du kyste sont formées par une matière terreuse, présentant une consistance rigide, qui la fait crier par le grattage du scalpel ; ils remarquent encore que cette matière terreuse se dissout rapidement dans l'acide chlorhydrique, sans aucune espèce d'effervescence, ce qui les porte à penser que cette partie de l'enveloppe du ver est formée de phosphate de chaux.

Les travaux de M. Virchow, sur les trichines, commencent en 1859 : déjà il avait eu l'occasion d'observer sept cas de trichina spiralis chez l'homme ; il a trouvé cet entozoaire dans presque tous les muscles ; dans ceux du larynx, de la langue, de l'œsophage et dans le diaphragme; de même que le docteur Harrisson, il en a observé une fois dans le cœur.

Dans la dernière autopsie qu'il a faite, il a rencontré un nombre incroyable de trichines, la plupart encore en vie ; il put voir très-nettement leurs mouvements intérieurs et extérieurs après les avoir dégagées du kyste qui les entourait ; il a pu aussi les observer enveloppées dans ce dernier, en l'imbibant d'eau de soude pour le rendre transparent.

A cette époque, M. Virchow n'avait pas encore une idée parfaitement exacte de l'organisation et des transformations successives de la trichine ; ce qui est démontré par les explications contenues dans la note qu'il adressa à l'Académie des sciences de Paris [1], et dans laquelle il dit que ces trichines avaient une grande ressemblance avec le trichocéphale, ce qui viendrait à l'appui des idées de Küchenmeister, qui prétend que la trichine ne diffère du trichocéphale que par le degré de développement. M. Virchow déclare qu'il n'a jamais rencontré dans les mâles les organes génitaux caractéristiques du trichocéphale, et que

[1] Académie des sciences de Paris, séance du 7 novembre 1859; *Comptes rendus*, t. XLIX, p. 660 ; la note a pour titre : *Recherches sur le développement du Trichina spiralis*, par M. Virchow. — Une première communication de ces détails avait été faite, le 4 juillet 1859, *à la Société pour l'encouragement des sciences médicales*, à Berlin, et insérée dans *Deutscheklinik*, 1859, nº 43, p. 430.

peut-être la trichine eût pu devenir un autre entozoaire, un strongle, par exemple : la seule chose qui lui paraisse démontrée, c'est que la trichine, de même que le cysticerque ou l'échinocoque, peut continuer son développement dans l'intestin des carnivores.

Ces détails, un peu étendus peut-être, étaient indispensables pour fixer exactement l'état de la science à la fin de l'année 1859.

Constatons, en terminant l'histoire de cette seconde période, que les trichines, qu'il ne faut pas confondre avec la *maladie trichineuse,* encore inconnue à cette époque, avaient été observées en Europe et en Amérique : d'abord en Angleterre, en Écosse, en Allemagne, en Danemarck, en France, puis à Boston, en 1842, par le docteur Bowditch, et à Philadelphie, par le professeur Leidy.

Troisième période. — Un grand fait se manifeste tout à coup en Allemagne ; le professeur Zenker, de Dresde, observe le premier cas de maladie des trichines [1]. Voici les détails qui se rattachent à cette découverte :

Une jeune servante *(Dienstmœdchen),* âgée de vingt ans, et jusqu'alors bien portante, entre, le 12 janvier 1860, à l'hôpital de Dresde, dans le service du docteur Walther.

Malade depuis environ vingt jours, elle gardait le lit depuis le 1er janvier. Elle avait éprouvé, au début, une grande fatigue, de la chaleur, de la soif, de l'anorexie et de la constipation. A ces symptômes, qui persistaient, se joignaient une fièvre ardente, du ballonnement et des douleurs de ventre, enfin un ensemble de phénomènes

[1] Le professeur Virchow, dans son exposé fait à l'assemblée des bouchers de Berlin (15 décembre 1865), fixe nettement la priorité des observateurs en ce qui concerne la découverte de la trichine chez le porc et la maladie trichineuse chez l'homme. « Ce fut le professeur Leidy, dit-il, qui, le premier, découvrit la trichine chez le porc, en Amérique. » La première observation faite en Europe, pour la découverte de la maladie des trichines chez l'homme, appartient au professeur Zenker, de Dresde. Il s'exprime ainsi : Die erste Beobachtung, welche in Europa gemacht wurde, war dienige des Hern Prof. Zenker in Dresden, der den ersten Fall von Trichinenkrankheit bei Menschen beobachtete. *Stenographischer Bericht,* p. 10. — Berlin, 1866.

graves, qui furent rapportés à la fièvre typhoïde. Cependant la maladie offrit bientôt de nouveaux symptômes qui ne sont point ordinaires dans cette affection : tels que douleurs violentes, ayant leur siége principal dans les membres, douleurs qui ne cessaient ni le jour ni la nuit; contractions très-fréquentes des bras et des jambes, avec flexion des coudes et des genoux, pendant lesquelles toute tentative d'extension était très-douloureuse. Plus tard se manifesta l'œdème des membres, principalement des jambes; enfin les symptômes d'une pneumonie à forme typhique se manifestèrent, et après une journée de prostration la malade succomba le 27 janvier au matin.

La nature de l'affection avait été complétement méconnue pendant la vie.

M. Zenker ayant recueilli les détails de l'observation fit lui-même l'autopsie du cadavre. Les muscles du bras furent d'abord examinés; ils étaient pâles, d'un rouge grisâtre et comme tachetés. Le professeur soumit une petite partie de ces muscles à un examen microscopique et il vit, avec étonnement, un grand nombre de *trichines libres* dans le parenchyme musculaire, affectant toutes les positions et donnant les signes de la vitalité la moins contestable. En poussant plus loin les recherches, il trouva tous les muscles tellement criblés de trichines, qu'à un faible grossissement on en apercevait jusqu'à vingt sur le champ du microscope. Il était hors de doute que les vers avaient été surpris pendant leur passage dans les muscles et qu'on avait affaire à une immigration toute récente. Les faisceaux musculaires portaient la trace d'une dégénérescence profonde; ils étaient friables, les fibres n'étaient plus striées ni homogènes.

On ne découvrit d'ailleurs aucune lésion qui justifiât l'idée d'un typhus : pas de gonflement de la rate, pas d'altération des ganglions mésentériques; le poumon gauche était affaissé, avec quelques points d'infiltration ; les bronches étaient enflammées, et la membrane muqueuse de l'iléum fortement hyperémiée.

La pénétration des trichines dans les muscles avait été non-seulement la cause des violentes douleurs musculaires accusées par la malade, mais on devait aussi lui attribuer la mort [1].

Comme la malade avait été transportée de la campagne à l'hôpital de Dresde, le professeur Zenker prit des renseignements et trouva que, quatre semaines auparavant, on avait, dans cette même habitation, abattu un porc renfermant des trichines ; que le jambon et les saucisses, faites avec la chair de cet animal, en contenaient un grand nombre ; qu'enfin le boucher qui avait écorché le porc et mangé des saucisses fraîches, comme plusieurs autres personnes, avait, comme elles, présenté des symptômes rhumatismaux et typhoïdes plus ou moins graves ; mais la malade, transportée à Dresde, succomba seule à l'ingestion de cette viande de porc.

M. Zenker envoya à M. Virchow une portion de ces muscles trichinés, ils servirent à faire aussitôt de nouvelles expériences qui élucidèrent enfin les points douteux de la question et la fixèrent définitivement.

« C'est sur des lapins, dit M. Virchow [2], que j'ai pu suivre le développement de la trichine. Lorsqu'on fait manger à un lapin de la viande contenant des trichines on voit, trois ou quatre semaines après, l'animal maigrir ; ses forces diminuent sensiblement, et il meurt vers la cinquième ou sixième semaine qui suit l'ingestion de la viande renfermant les entozoaires.

» Par cette alimentation j'ai obtenu cinq générations d'entozoaires. J'ai d'abord fait manger à un lapin des trichines vivantes occupant un muscle humain ; il mourut au bout d'un mois. Je fis alors ingérer à un second lapin des muscles du premier, il mourut aussi un mois après.

[1] Zenker. *Ueber die Trichinenkrankheit des Menschen.* Publié dans *Virchow's Archiv für pathologische Anatomie, etc.*, 1860, t. XVIII, p. 561. La traduction est de M. Lasègue.

[2] Virchow. *Note sur la Trichina spiralis.* Comptes rendus de l'Académie des sciences, t. LI, p. 13, séance du 2 juillet 1860.

La chair musculaire de celui-ci me servit à en infecter trois autres en même temps : deux d'entre eux moururent trois semaines après et le troisième au bout d'un mois. J'en nourris alors deux, dont l'un avec beaucoup et l'autre avec peu de la chair de ces derniers : le premier mourut au bout de huit jours sans que l'autopsie révélât d'autre lésion qu'un catarrhe intestinal ; le second succomba six semaines après le début de l'expérience.

» Chez tous ces animaux, à l'exception de l'avant-dernier, tous les muscles rouges, sauf le cœur, renfermaient une telle quantité de trichines, que chaque parcelle examinée au microscope en contenait plusieurs, quelquefois jusqu'à une douzaine. »

Depuis 1860 les travaux se sont considérablement multipliés, surtout en Allemagne où la maladie des trichines a fait de grands ravages. Ce ne sont plus des cas isolés qui se présentent, mais des épidémies qui sévissent sur des populations agglomérées : telles sont celles de Bourg, près Magdebourg, de Weimar, Hedersleben, Leipzig, etc., spécialement dans les contrées du nord. Chaque épidémie a trouvé un historien, de là le nombre presque infini des publications sur la maladie des trichines. Ce sujet devint aussi le motif de plusieurs dissertations inaugurales en Prusse et en France [1] ; enfin, les journaux scientifiques et politiques publièrent de nombreux articles contenant des indications plus ou moins complètes et souvent inexactes ; mais nous nous hâtons d'excepter, parmi ces derniers écrits, l'exposé savant et lucide de M. le docteur Lasègue [2],

[1] G. Schultze. *De trichiniasi.* Dissert. inaug. Berolini, 1863. — L. Davidsohn, *De trichiniasi.* Dissert. inaug. Berol., 1864. — C. Fuhlrott. *De trichina spirali ;* Diss. inaug. Berol., 1864. — *En France :* P. Dengler. *Histoire naturelle et médicale de la trichine.* Thèse soutenue à la Faculté de médecine de Strasbourg, le 11 décembre 1863, avec une bonne planche lithographiée. — H. Rodet. *De la trichine et de la trichinose.* Thèse soutenue à la Faculté de médecine de Paris, le 31 août 1865, avec une planche lithographiée, in-4°.

[2] Ch. Lasègue. *De l'état actuel de la science sur les trichines chez l'homme,* premier article. *Archives générales de médecine,* cinquième série, t. XX, vol. II, 1862, p. 716, et deuxième article, même ouvrage, sixième série, t. III, vol. I, p. 463, 1864.

ainsi que la série d'articles, pleins de science et d'intérêt, publiés, en 1865, par M. Guérin, dans la *Gazette médicale de Paris*.

L'ouvrage de M. Davaine[1] contient les premiers renseignements, publiés en France, sur la trichine ; ils sont extraits, en partie, de la monographie de Bristowe et Rainey ; deux planches, empruntées à ces derniers auteurs et à Owen, représentent les différents états de l'entozoaire, mais l'anatomie et la physiologie du ver n'étaient pas encore connues. Le même auteur publia plus tard un nouveau travail qu'il avait lu à la Société de biologie de Paris[2].

La première observation de trichine, accompagnée de quelques détails et faite en France, fut signalée par M. Kœberlé, en 1862. Ce professeur présenta à la Société de médecine de Strasbourg des muscles du cadavre d'une femme âgée de soixante ans, morte, dans le service clinique de M. Wieger, des suites d'une carie de trois vertèbres dorsales[3]. Cette histoire ne contient que quelques remarques sur les capsules du ver.

M. Pietra Santa publia, en 1864, un mémoire sur les trichines[4]; ce n'est qu'un exposé bien fait des connaissances acquises à cette époque. Plus tard il lut à l'Académie impériale de médecine de Paris (séance du 13 février 1866) un mémoire qui n'a pas encore reçu de publicité.

Dans cette même année, 1864, parut un travail remarquable de M. le docteur Kestner, de Mulhouse, il contient un grand nombre de recherches scientifiques puisées aux

[1] C. Davaine. *Traité des entozoaires et des maladies vermineuses de l'homme et des animaux domestiques.* Voir le Synopsis, p. LXVIII, et deuxième partie, p. 672, in-8°, — Paris, 1860.

[2] C. Davaine. *Faits et considérations sur la trichine (Pseudalius trichina).* Comptes rendus et Mémoires de la Société de biologie, troisième série, t. IV, 1862. — Paris, 1863, p. 117.

[3] Kœberlé. *Gazette médicale de Strasbourg,* 1862, p. 39. Cette courte observation ne contient qu'une page du journal.

[4] P. Pietra Santa. *La trichina spiralis étudiée au triple point de vue de l'histoire naturelle, de la pathologie et de l'hygiène publique :* in *Annales d'hygiène publique et de médecine légale,* deuxième série, t. XXI, p. 304, 1864.

sources et il a fait lui-même des expériences habiles; c'est, incontestablement, l'ouvrage le plus complet et le plus consciencieux de cette époque [1].

Au congrès médico-chirurgical tenu à Lyon en 1864, M. le docteur Rodet, alors interne des hôpitaux de cette ville, présenta un mémoire sur les trichines; il s'attacha surtout à démontrer que la benzine, administrée en capsules, tue les trichines intestinales. Ce travail lui fournit le sujet de sa thèse inaugurale, qui fut soutenue à Paris le 31 août 1865.

Enfin, pour clore cette longue énumération de recherches et de travaux, nous signalerons spécialement les publications de MM. Virchow, Leuckart et Pagenstecher.

M. Virchow, l'illustre professeur de Berlin, fit ses premières recherches sur les chiens. Un de ces animaux, qui avait avalé des trichines enkystées, fut tué le quatrième jour; son intestin contenait les mêmes trichines, mais dégagées de leurs enveloppes. Les capsules avait été dissoutes par l'action du suc gastrique. Les vers avaient grandi considérablement et ils présentaient des organes sexuels très-distincts. M. Virchow put distinguer les mâles des femelles aux cellules spermatiques et aux œufs que contenaient leurs corps. Mais, si on suit très-bien le développement des trichines dans l'intestin du chien, les investigations ultérieures deviennent impossibles, car, d'après l'observation du professeur, les trichines ne passent pas dans les muscles de cet animal, soit que l'intestin, soit que les sucs digestifs soient nuisibles aux migrations ou à l'évolution ultérieure de ces êtres. C'est sur des lapins qu'il a pu compléter ses recherches [2].

[1] H. Kestner. *Étude sur la trichina spiralis,* insérée, en quatre articles, dans la *Gazette médicale de Strasbourg,* 26 mars 1864, p. 33; 30 avril 1864, p. 56; 31 mai 1864, p. 86; 28 juin 1864, p. 109. Le même travail a été reproduit en une brochure de quatre-vingt-neuf pages, à laquelle furent ajoutées deux planches lithographiées, — in-8°. — Paris, 1864.

[2] Virchow. Note insérée dans les *Comptes rendus* de l'Académie des sciences, t. LI, p. 13, 1860, et dans *Darstellung der Lehre von den Trichinen,* in-8°. —

Le professeur Leuckart, de Giessen, a largement contribué, par ses belles expériences, à nous éclairer sur la véritable métamorphose des trichines. Il a démontré que la trichine enkystée des muscles n'est qu'une larve et qu'il faut, pour qu'elle devienne un animal complet susceptible de se reproduire, qu'elle soit avalée par l'homme ou par un animal carnivore [1].

Mais, de tous les ouvrages parus jusqu'à ce jour, le plus complet, le plus volumineux et le plus remarquable par le nombre et l'exactitude des recherches scientifiques, est celui du docteur Pagenstecher. Les expériences ont été faites à l'Institut zoologique de Heidelberg, avec le concours du professeur Jos. Fuchs, sur des animaux de différentes espèces : des lapins, des porcs, des oiseaux, des amphibies, etc. A ce bel ouvrage, in-4°, sont jointes deux planches sur cuivre parfaitement exécutées [2].

Enfin le dernier écrit [3], quoique peu volumineux, offre un intérêt d'actualité qu'on ne peut méconnaître. Les

Berlin, 1860. La seconde édition parut en 1864, avec le même titre ; la troisième édition vient de paraître : le mot *Darstellung*, qui signifie *exposé ou exposition*, est supprimé. La troisième édition est intitulée : *Die Lehre von den Trichinen, mit Rücksicht auf die dadurch gebotenen Vorsichtsmaassregeln für Laien und Aerzte dargestellt*, c'est-à-dire : *Enseignement sur les trichines concernant les mesures de précaution à prendre par les gens du monde et les médecins*, in-8°, 86 pages. – Berlin, 1866, avec sept gravures sur bois et une planche lithochromique. Une traduction française de cet ouvrage a été faite sur la seconde édition allemande par le docteur Onimus. Il faut encore consulter de nombreux articles de cet auteur insérés dans son journal, ayant pour titre : *Archiv für pathologische anatomie und physiologie, etc.*

[1] Leuckart. *Untersuchungen über Trichina spiralis*, in-8°. – Leipzig und Heidelberg, 1860.

[2] H. Alex. Pagenstecher. *Die Trichinen.* – Nach Versuchen im auftrage des Grossherzoglich badischen Handels-Ministeriums ausgeführt am Zoologischen Institute in Heidelberg, von Med. Rath prof. Christ. Jos. Fuchs und prof. H. Alex. Pagenstecher ; – mit zwei Kupfertafeln, in-4°, 116 pages. – Leipzig, 1865. Ce même médecin vétérinaire, M. Fuchs, a publié isolément une brochure de 48 pages, in-8°, ayant pour titre : *Bericht über : die Trichinen-Frage betreffende Untersuchungen.* – Heidelberg, 1865.

[3] *Stenographischer Bericht der Verhandlung über die Trichinen-Frage* in der Versammlung des Berliner Schlæchtergewerks (am 15 december 1865) : unter Betheiligung der herren Prof. Dr Virchow, prof. Dr Hertwig, D Cohnheim, Thierarzt Urban (Dritte auflage), 38 pages, in-8°. – Berlin, 1866.

bouchers de Berlin ont invité plusieurs médecins à se réunir, sous la présidence de M. Oppen, leur chef, pour leur demander des renseignements sur l'origine des trichines, sur les maladies qu'elles déterminent et sur les moyens de remédier au mal. Le président a posé les trois questions suivantes :

1° D'où naît la trichine et d'où vient le soupçon de sa propagation par les porcs ?

2° Quels sont les remèdes les plus efficaces pour neutraliser les effets des trichines dans le corps de l'homme ?

3° Comment peut-on reconnaître la maladie des trichines chez le porc ?

Le président pria ensuite M. Virchow de prendre la parole.

Le savant professeur exposa, avec une grande lucidité, tous les faits se rapportant aux questions posées ; quelques autres membres parlèrent ensuite, soit pour confirmer les dires de M. Virchow, ou pour y ajouter quelques remarques personnelles. Toutefois, un médecin vétérinaire, M. Urban, contesta l'exactitude de toutes les assertions et il alla jusqu'à nier le danger de l'introduction des trichines dans le corps de l'homme. C'est dans cette séance qu'eut lieu la scène regrettable, signalée par beaucoup de journaux, où l'on poussa M. Urban à manger un morceau de saucisson cru contenant des trichines. Ce médecin vétérinaire quitta peu de temps après la salle des séances pour se rendre chez un pharmacien où il se fit vomir ; malgré cette précaution, quelques journaux français[1] avancent, aujourd'hui, que l'imprudent vétérinaire n'a pas réussi à expulser toutes les trichines et qu'il en est malade.

M. Virchow, qui avait, il est vrai, apporté le saucisson préparé avec la viande d'un porc trichineux, n'a pris aucune part à la discussion qui s'est élevée. C'est à tort que plusieurs journaux l'ont considéré comme étant l'instigateur de la violence morale exercée sur M. Urban.

[1] *La Presse*, numéro du 27 février 1866.

Malgré les citations nombreuses que nous avons faites d'ouvrages publiés sur les trichines, il nous serait facile d'y ajouter encore une liste beaucoup plus longue. Nous pensons qu'il suffit de s'arrêter aux travaux originaux ou présentant un cachet remarquable d'exposition ; des indications ultérieures compléteront d'ailleurs ce que cette partie historique pourrait avoir d'insuffisant.

CHAPITRE TROISIÈME.

§ I. — Histoire naturelle de la trichine.

Avant d'aborder les descriptions techniques concernant l'anatomie et la physiologie de la trichine, répondons à une question qui surgit aussitôt qu'il s'agit de ce ver microscopique.

Quelle est l'origine de la trichine ? D'où vient-elle ? Pourquoi la trouve-t-on spécialement chez le porc ?

Les naturalistes ont été fort embarrassés au début pour expliquer la présence de la trichine au milieu des muscles. Plusieurs n'ont point hésité à admettre une génération spontanée. Déjà nous avons vu Dujardin avancer que « *l'apparition de ces trichines est un des plus puissants arguments en faveur de la génération spontanée de certains helminthes.* » La plupart des physiologistes, et M. Virchow à leur tête, repoussent cette pensée, déclarant que tout ce qui a vie vient d'un œuf, sous une forme quelconque. Mais cet œuf, avant d'être dans le corps d'un animal, ne pourrait-il pás se trouver hors de lui, sur une plante, par exemple, qui servirait ainsi d'introducteur du ver dans l'organisme ?

Cette question a été sérieusement examinée en Allemagne. Voici le résultat : Le professeur Schacht, mort récemment, a découvert sur les racines des betteraves de très-petits boutons, qu'on peut à peine apercevoir à l'œil nu, et qui sont des capsules contenant des insectes ayant de l'analogie avec les trichines. M. Virchow a donné, depuis longtemps, la description et un dessin de ce petit ver; mais tout récemment il a reçu, d'un de ses élèves, le docteur Stein, de Francfort, qui s'était rendu à Hedersleben pour y étudier diverses questions relatives aux trichines, un document qui renferme les passages suivants : « Mes recherches sur les betteraves m'ont offert plusieurs choses curieuses, mais je dois faire observer, avant tout, qu'il n'y a aucun rapport entre les insectes des betteraves et les trichines, ce qui est conforme à ce que vous avez déjà déclaré dans le trente-neuvième volume de vos archives. D'ailleurs je vous envoie une description très-détaillée, accompagnée de dessins, d'où il résulte que l'opinion émise n'est nullement fondée. » M. Virchow ajoute, en s'adressant aux membres de la réunion dans laquelle il se trouvait[1] : « Je dépose ici, avec empressement, ces divers documents, afin que les hommes compétents puissent constater que, s'il y a quelque ressemblance, quant à la forme, entre cet insecte et la trichine, il existe des différences essentielles qui ne permettent pas de les confondre. Cette question est donc définitivement épuisée. »

On s'est demandé si les porcs, qui sont omnivores, ne pourraient pas contracter l'infection trichineuse en mangeant des taupes ou des souris, lorsqu'ils les saisissent en fouillant la terre. Le fait est possible, sans doute, puisque ces petits animaux contiennent quelquefois des trichines, mais il ne nous éclaire pas sur l'origine primitive de ce parasite. Nous ne pouvons pas plus expliquer cette formation première que l'apparition de l'homme et de tous les animaux sur le globe terrestre. Il n'y a que le mode de transmission des germes que nous puissions saisir, mais il peut aussi nous échapper. Dans tous les cas il s'accomplit certainement d'après des lois déterminées et invariables ; nous reviendrons plus loin sur ce sujet.

[1] *Stenographischer Bericht, etc.*, p. 5.

La troisième question que nous avons posée trouve sa solution naturelle dans les recherches spéciales faites par les médecins qui, vivement préoccupés de la cause de la maladie qu'ils observaient, ont porté leur attention sur la viande de porc dont on fait un fréquent usage alimentaire, et ils ont découvert l'origine du mal chez l'homme ; mais tout porte à croire, d'après les recherches de M. Pagenstecher, que plusieurs autres animaux, les carnivores surtout, peuvent en être également atteints ; comme nous ne mangeons ni chats, ni rats, ni souris, etc., nous ne nous en préoccupons pas.

§ II. — Classification.

Avant que les naturalistes n'eussent déterminé exactement les caractères anatomiques de la trichine, ils ont varié d'opinion sur le nom qu'on devait lui assigner et sur le genre dans lequel ce ver devait être classé. Rich. Owen, nous l'avons vu, n'avait pas hésité à créer un genre nouveau, *Trichina*, composé d'une seule espèce, *spiralis*, d'où les mots Trichina spiralis ; il le rangea dans l'ordre des vers *némotoïdes*, établi par Rudolphi[1]. Ce dernier mot vient de νῆμα, fil, et εἶδος, forme, et la classe comprend les helminthes dont le corps est cylindrique, filamenteux ou filiforme ; tels sont les filaires, les strongles, les ascarides.

M. Diesing ne partagea point l'avis d'Owen et il plaça le ver dans le genre *Prosthecosacter*[2] ; M. Davaine lui donna le nom de *Pseudalius trichina*[3] et, suivant Küchenmeister, ce ver serait un *trichocéphale dispar*. D'autres naturalistes furent encore d'opinion différente, mais toutes ces questions ont trop peu d'importance pour que nous nous y arrêtions longuement.

[1] Car. Asen. Rudolphi. *Entozoa sen historia vermium intestinalium*. — Amsterdam, 1808.

[2] Diesing. *Systema helminthum*. — 1851.

[3] Davaine. *Faits et considérations sur la trichine (Pseudalius trichina)*. — Paris, 1863.

M. Pagenstecher reconnaît que la trichine spirale présente des caractères qui la séparent de tous les autres helminthes, aussi n'hésite-t-il point, de même que le professeur Owen, à établir une famille, un genre et une espèce dont elle est le type. Voici la description qu'il en donne :

Familia : TRICHINIDÆ [1].

Collum capillare corpore angustius, caput inerme, os simplex ; anus terminalis, extremitas caudalis rotundatoobtusa ; maris apertura genitalis terminalis, feminæ ad collum, spiculæ nullæ.

Genus unicum : TRICHINA.

In maribus pubescentibus papillœ unciniformes ad extremitatem caudalem apparent, cloaca protactilis ad bursœ copulatricis instar ; in feminis uterus et ovarium simplicia. Corpus leniter transverse striatum.

Species unica : TRICHINA SPIRALIS.

Corpus usque post mediam partem intumescens ; in extremo paullo attenuatum ; intestini pars media cellulis magnis circumdata ; vas deferens ad testiculum sese revertens. Femina vivipara. — Ovorum millia.

Adulta intestinorum prœcipue tenium hominis et mammalium, fortuito avium aliorumque animalium incola : feminæ longitudo 1 — 3mm, maris, 0,8 ad 1,5m·m ; embryonum 0,08 — 0,12mm.

Adolescentes in musculis hominis et mammalium dispersæ, magnitudinem 0,6m·m, consecutæ spiraliter sese involventes, capsulam formantes, intraque illam ad longitudinem parvenientes 0,7m·m — 1m·m.

§ III. — TRANSFORMATIONS SUCCESSIVES DU VER.

Afin de nous rendre un compte exact des changements que la trichine éprouve, nous allons tracer un tableau rapide des évolutions qui s'opèrent pendant son existence.

[1] Pagenstecher. *Die Trichinen, etc.*, pag. 81-82.

Nous reprendrons ensuite chacun des faits principaux et nous donnerons à chacun d'eux les développements que comporte leur importance.

Lorsqu'un animal, quel qu'il soit, contient des trichines logées dans ses muscles, elles s'y trouvent, généralement, enveloppées dans une petite capsule formée, à l'intérieur, d'une membrane lisse et transparente, et, plus tard, à l'extérieur, d'un petit dépôt calcaire qui les entoure plus ou moins complétement. Elles révèlent alors leur présence par de nombreux petits points blancs, assez souvent visibles à l'œil nu, et qu'on distingue surtout fort bien avec une loupe grossissant dix fois.

Si l'animal qui contient ces trichines vient à être mangé par un carnivore, les sucs gastrique et intestinaux dissolvent cette enveloppe et les trichines deviennent libres; de l'état de larves où elles étaient, elles atteignent rapidement leur développement complet. Les femelles sont fécondées par les mâles et les embryons ne tardent pas à naître.

Lorsque la fonction génératrice est accomplie par les trichines, elles meurent, et leurs cadavres sont expulsés de l'intestin en même temps que les matières fécales.

Les jeunes embryons, dont le nombre est immense, plusieurs millions quelquefois, restent peu de temps dans l'intestin; obéissant bientôt à leur instinct, ils le perforent, pénètrent dans la cavité abdominale et passent de là dans tous les muscles du corps, mais en gagnant de préférence les régions supérieures; ils ne s'arrêtent que lorsqu'ils trouvent une résistance qu'ils ne peuvent pas vaincre, aussi les trouve-t-on spécialement au voisinage des os et des tendons. Lorsqu'ils sont arrivés au terme de leur immigration ils s'arrêtent, se logent dans une des fibres du muscle et s'enveloppent, à leur tour, d'une capsule où ils séjournent un temps indéfini, plusieurs années; ils y meurent, à moins que l'hôte qui les loge ne soit mangé à son tour, ce qui permet alors aux trichines de la nouvelle génération une évolution semblable à celle des vers qui les ont engendrées.

Reprenons maintenant chacun des faits signalés.

1° *La formation du kyste* a été soigneusement étudiée par Owen, Vogel, Luschka, Bristowe et Rainey, et plus récemment par MM. Virchow, Leuckart et Pagenstecher.

D'après Owen, le kyste est formé de deux vésicules distinctes et emboîtées : 1° une vésicule externe qui lui donne son apparence fusiforme et qui constitue ses prolongements ; 2° une autre, interne, généralement ovoïde et sans prolongement à ses pôles. Vogel admet que la capsule est sécrétée par le ver ; qu'elle ne constitue pas un kyste secondaire produit par la réaction de l'organisme, comme dans les vers cystiques. Suivant M. Luschka la vésicule extérieure est fournie par l'organe envahi et la vésicule intérieure par le parasite.

Cette petite question histologique paraît avoir été définitivement fixée par les travaux de MM. Virchow, Leuckart et Pagenstecher. Voici l'opinion de ces auteurs : Lorsque les trichines atteignent les muscles elles percent le myolemme, c'est-à-dire le tube transparent qui entoure chacune des fibrilles musculaires. Après leur passage, le myolemme apparaît comme une fibre creuse, puis il se renfle au point où le ver s'arrête et présente une petite cavité ovoïde.

Les parois de cette cavité s'organisent d'une manière particulière, les fibres musculaires s'atrophient, leurs stries disparaissent et le tissu devient granuleux. Le myolemme et le tissu interstitiel, dont les éléments constitutifs contribuent à la formation du nouvel organe, permettent au kyste de devenir apparent vers la cinquième semaine ; ce kyste est donc le produit d'une véritable irritation traumatique [1].

Les kystes des trichines sont donc formés d'une double enveloppe : 1° l'une, extérieure, évidemment constituée par le myolemme, qui se prolonge le plus souvent en une fibre qu'on peut suivre au milieu des éléments mus-

[1] Voir le n° 2 de la planche, représentant le kyste dans le myolemme.

culaires normaux ; 2° l'autre, intérieure, ayant la forme d'une coque terminée à ses deux pôles par une extrémité arrondie et garnie de cellules de un à deux dixièmes de millimètres ayant noyau et nucléole. Au bout de quelques mois les tuniques deviennent moins distinctes l'une de l'autre, et les pôles sont souvent entourés d'amas de vésicules graisseuses qui, peu à peu, enveloppent tout le kyste. Ce n'est qu'après un temps plus long encore que des sels calcaires sont déposés dans les kystes ; ils deviennent alors visibles et se présentent comme de petits corps blancs de la grosseur d'un grain de sable très-fin. C'est communément dans l'intérieur même du kyste que la crétification commence, l'enveloppe extérieure n'y prend part que plus tard ; le ver se soustrait ainsi insensiblement à la vue.

L'intérieur du kyste présente une cavité, relativement assez spacieuse, dans laquelle le ver, contourné en deux ou trois tours de spirale au centre du kyste, est susceptible de se mouvoir : ces mouvements consistent dans un déroulement qui n'est jamais complet.

Le plus grand nombre des kystes ne contient qu'une trichine, d'autres en renferment deux et même trois : ces derniers sont sensiblement plus grands que les autres.

Il est impossible, quant à présent, de fixer la durée de l'existence des trichines dans leur kyste ; plusieurs observateurs ont constaté qu'elles sont encore vivantes après plusieurs années d'inclusion dans leur capsule ; elles finissent cependant par mourir : Bristowe et Rainey ont avancé que la mort de la trichine est accompagnée du dépôt d'une matière terreuse dans le corps du ver et dans l'espace qui l'entoure ; mais la paroi qui le renferme reste souvent intacte. La matière qui forme ces dépôts est soluble avec effervescence dans l'acide chlorhydrique. Bristowe et Rainey donnent une planche qui représente ces transformations.

MM. Virchow et Leuckart admettent que la trichine, à

l'état de larve, peut survivre de quinze à vingt jours à son hôte, mais d'autres observateurs pensent que la fixation de cette durée est beaucoup trop limitée.

Le siége habituel de ces trichines enkystées est dans les muscles des membres et du tronc, surtout vers les insertions tendineuses ou aponévrotiques ; on en trouve jusque dans les muscles des yeux et des oreilles, mais elles s'accumulent en grand nombre dans le diaphragme, les muscles de la partie postérieure du cou, dans le biceps, le deltoïde, etc. Jusqu'à présent on n'a point trouvé de trichines enkystées dans les fibres charnues du cœur, mais, ainsi que nous le dirons bientôt, on en a rencontré dans cet organe, lorsqu'elles étaient encore à l'état d'embryon.

Le nombre de trichines enkystées dans les muscles peut être fort considérable ; des calculs les portent à plusieurs millions sur un seul individu ; nombre qui varie nécessairement selon la quantité de chair ingérée ; j'ai vu sur un petit morceau de viande de porc, à peine gros comme une tête d'épingle, dix-huit trichines assemblées ; une seule bouchée de viande peut facilement en contenir deux à trois mille.

2° *Trichines intestinales* (Darmtrichinen des Allemands). — *Rupture du kyste et développement de la trichine à l'état adulte.* — Lorsqu'un morceau de viande, renfermant des trichines, parvient dans l'estomac, il y subit promptement des changements dus à la puissance digestive de l'organe, activée par la sécrétion des mucosités et par les acides lactique et chlorhydrique. Cette viande, bientôt réduite à l'état de matière pultacée, laisse à nu les capsules des trichines, les exposant ainsi à l'action des acides qui, dissolvant la matière calcaire, occasionnent la rupture du kyste et donnent la liberté au ver.

Ces opérations ne s'accomplissent pas toujours complétement dans l'estomac ; une partie du bol alimentaire, inégalement décomposé, passe avec les trichines déjà libres dans l'intestin grêle ou s'achève l'évolution finale de cette seconde période.

Lorsque les larves sont enveloppées dans leur kyste, même au moment où elles s'en échappent, leur longueur varie de 0mm,5 à 0mm,75, on ne peut pas alors distinguer nettement les organes sexuels ; quelques auteurs, notamment le professeur Pagenstecher, prétendent y être parvenus ; en ce qui me concerne, je n'ai point été assez habile pour les découvrir.

Dès le lendemain du jour où les trichines sont libres dans les intestins, elles ont déjà acquis un développement très-marqué ; les sexes sont devenus apparents ; au troisième ou au quatrième jour, on distingue des œufs dans l'ovaire des femelles et des cellules spermatiques chez les mâles. Le mâle est reconnaissable aux deux vésicules situées à l'extrémité de la queue, ce sont les organes génitaux ; ce ver a acquis alors la taille d'un millimètre et un ou deux dixièmes.

Les femelles prennent des proportions plus grandes que celles des mâles, elles arrivent rapidement à 1mm,6, 2 millimètres et quelquefois 3 millimètres ; elles se présentent alors sous la forme de petits fils blancs, d'une grande transparence, mais qu'on peut distinguer à l'œil nu.

L'accouplement ne tarde point à avoir lieu. D'après les observations de M. Pagenstecher, les trichines n'attendent pas toujours leur développement complet pour accomplir cet acte ; quelquefois les mâles n'ont encore que 0mm,9 et les femelles 1mm,2 ou 1mm,3 lorsqu'ils se livrent à l'acte de la reproduction ; mais, généralement, ils attendent qu'ils aient atteint leur développement complet, c'est-à-dire 1mm,5 ou 1mm,6 pour les mâles et 2 millimètres ou 3 millimètres pour les femelles.

Lorsque la fécondation est opérée on voit les œufs se gonfler dans l'ovaire de la femelle, et cinq ou six jours plus tard les petits sortent vivants de l'utérus. Ces petits sont d'une ténuité extrême ; mesurés au micromètre, ils n'ont que 8 centièmes à 12 centièmes de millimètre : leur nombre est très-considérable ; une seule femelle produit jusqu'à mille embryons. Les auteurs ont varié sur le chiffre ; M. Virchow admettait d'abord deux cents embryons, Gerlach quatre cents, mais les évaluations de MM. Leuckart et Pagenstecher les portent à mille ; les observateurs se rangent généralement à ce dernier avis.

Lorsque la fécondation et la reproduction sont terminées, les vieilles trichines meurent et leurs débris sont expulsés par les selles. Ordinairement tous ces actes sont accomplis en douze ou quinze jours ; cependant le professeur Pagenstecher a trouvé des trichines femelles, encore vivantes, après deux mois d'introduction des larves capsulées dans les intestins.

Le nombre des femelles est beaucoup plus considérable que celui des mâles, il est souvent du double et plus.

3° *Migration des embryons.* — Après avoir constaté l'effrayante fécondité des trichines, les observateurs ont éprouvé une grande surprise en ne trouvant point d'embryons dans l'intestin ; M. Pagenstecher en a cependant découvert quelques-uns, mais le fait est exceptionnel. Ces embryons, à peine nés, traversent les parois intestinales en pénétrant, très-probablement, selon M. Virchow, dans les cellules épithéliales de la membrane muqueuse.

Quelques auteurs ont pensé que les embryons arrivaient dans le tissu musculaire par un transport passif opéré par la circulation sanguine. Cette opinion est réfutée par les faits. MM. Virchow et Pagenstecher n'ont jamais pu découvrir d'embryons dans le sang ni dans les voies circulatoires ; en outre, M. Aronssohn, professeur agrégé à la Faculté de Strasbourg, a recueilli à Berlin, en 1860, une observation qui semble décisive. En faisant l'autopsie d'une femme enceinte, ce médecin trouva tous les muscles volontaires farcis d'une foule de trichines vivantes ; le cœur n'en contenait point. Il examina, avec soin, les tissus du fœtus et n'y trouva aucune trace de trichine [1].

Lorsque les embryons ont percé les intestins, on les trouve en nombre considérable dans les cavités séreuses, notamment dans le péritoine et le péricarde, ils s'enfoncent dans les glandes mésentriques, la rate et surtout dans le diaphragme, où ils se fixent définitivement et s'y enkystent.

Les trichines, continuant leur émigration, atteignent enfin les faisceaux musculaires primitifs, on en voit souvent plusieurs à la file l'une de l'autre; derrière elles la substance musculaire s'atrophie et s'irrite, ce qui occasionne les douleurs signalées pendant la maladie, puis, vers la cinquième semaine, commence leur enkystement. Les trichines ne séjournent point dans le tissu cellulaire, elles le traversent si promptement qu'on ne les y découvre point. M. Pagenstecher pense que la rapidité de leur marche est accélérée par le mouvement des muscles, ainsi que se produit la pérégrination passive des aiguilles qui pénètrent dans le corps.

Les embryons, qui n'avaient en naissant que $0^{mm},08$ à 12 centièmes de millimètre, atteignent progressivement 5 et 6 dixièmes de millimètre et quelquefois plus; ils se nourrissent aux dépens de la fibre musculaire jusqu'à ce qu'ils soient logés dans le myolemme, alors s'arrête leur accroissement. Pendant leurs migrations les embryons se dirigent principalement vers les parties supérieures de l'animal; ils s'accumulent surtout à la nuque, dans les muscles des épaules, à la tête, dans la langue, les muscles des yeux et des oreilles, surtout vers les tendons et les insertions musculaires où la densité des tissus paraît mettre obstacle à leur marche; ils sont en moins grand nombre dans les membres postérieurs et surtout dans la queue des animaux. Ce n'est que très-exceptionnellement

[1] Dengler. *Histoire naturelle et médicale de la trichine*, p. 11, — Strasbourg, 1863.

qu'on en trouve dans le cœur, cependant Harrisson et le professeur Virchow en ont rencontré un exemple chacun, mais ce séjour n'étant pas favorable aux trichines, elles ne s'y enkystent pas.

Lorsque la trichine est entourée de sa capsule, il se passe un temps fort long avant que le dépôt calcaire ne se forme ; il n'y a pas de temps limité pour cette transformation, elle peut s'accomplir en six mois et quelquefois seulement en plusieurs années, cela paraît dépendre de la vitalité et de l'organisation de l'hôte qui les loge.

Une fois enkystée, la trichine peut vivre de nombreuses années que l'expérience n'a pas encore pu préciser.

M. Langenbeck, de Gœttingue[1], a trouvé dans le muscle peaussier d'un de ses opérés des trichines mortes. L'infection de cet homme datait, d'après ce qu'il disait, de 1845, époque à laquelle il aurait été trichinisé, avec sept de ses amis, dans un dîner où on servit beaucoup de charcuterie : quatre d'entre eux moururent à la suite de ce repas, mais on ne fit pas d'autopsie.

M. Virchow cite deux exemples dans lesquels les trichines encapsulées ont été retrouvées vivantes après un séjour fort prolongé dans les muscles.

Une dame, âgée de cinquante-deux ans, qui était partie pour l'Amérique en 1849, et qui revint en Allemagne plusieurs années plus tard, se fit admettre, en 1861, dans un établissement hospitalier, à Altona. Le médecin en chef, M. von Thaden, fut obligé de lui couper le sein à cause d'un cancer. La partie enlevée fut soumise, par l'assistant, M. le docteur Trimm, à un examen microscopique qui lui fit découvrir des trichines enkystées.

Au commencement de 1864 la dame mourut : lorsqu'on fit l'autopsie on trouva un grand nombre de trichines enkystées dans les muscles ; les capsules étaient entièrement calcaires, mais les larves vivaient encore et étaient

[1] *Deutsche Klinik*, n° 24, 1863.

susceptibles de se développer, ainsi *que je m'en suis assuré,* dit M. Virchow [1].

D'après des renseignements fournis par le docteur Grave, originaire du Holstein, revenu d'Amérique en même temps que cette dame, et qui l'avait soignée, vers la fin de 1856, à Davenport, sur le Mississipi, elle avait éprouvé, ainsi que sa famille, tous les symptômes, actuellement connus, de la maladie des trichines. On peut donc conclure que l'âge des trichines était au moins de huit ans.

Sous ce rapport, le deuxième cas est encore plus intéressant ; il a été observé à Hambourg, lors d'une petite épidémie qui eut lieu en 1851. La personne qui avait été malade à cette époque mourut en janvier 1865. A l'autopsie on découvrit une foule de capsules qui étaient aussi toutes calcaires, et cependant les animaux vivaient ; ce qui fut constaté en les faisant avaler par des lapins, dans les intestins desquels les trichines se développèrent et donnèrent de nombreux embryons. Ce fait démontre que les trichines encapsulées peuvent vivre plus de treize ans et demi.

Le nombre de trichines qui se logent dans le corps humain est très-considérable, il varie nécessairement selon la quantité de viande avalée et la durée de l'usage de l'aliment infecté ; mais, en général, des calculs approximatifs estiment à un et même à plusieurs millions les embryons de trichines qui peuvent envahir les fibres musculaires. Ainsi s'expliquent les accidents graves qui éclatent dans les intestins et les muscles lorsque ces vers les perforent et les parcourent.

Les explications qui précèdent suffisent, bien qu'on pourrait y ajouter de nombreux développements, pour faire comprendre les évolutions de la trichine pendant toute la durée de son existence. On reconnaît facilement qu'elle se présente sous trois états, qui ne peuvent s'accomplir qu'en passant d'un être vivant, susceptible d'être trichi-

[1] Virchow. *Die Lehre, etc.*, p. 39 et p. 40. — Berlin, 1866.

nisé, chez un autre être possédant la même propriété; condition qui ne se rencontre pas très-fréquemment, ainsi que le démontrent des expériences que nous rapporterons bientôt.

Ces trois états de la trichine sont : 1° l'état de larve enkystée; 2° l'état de développement, l'âge adulte et de procréation; 3° l'état embryonnaire. C'est un cercle dont le parcours se fait à des époques variables et dans des conditions accidentelles auxquelles l'helminthe reste étranger.

§ IV. — Anatomie et Physiologie de la trichine.

1° *L'anatomie de la trichine* est beaucoup plus compliquée que la ténuité de l'helminthe ne pourrait le faire supposer. On y découvre un tube digestif, des organes génitaux distincts et complets pour chaque sexe, un système nerveux, des muscles, une enveloppe tégumentaire et un tissu lamelleux, interstitiel, qui relie tous les organes.

Nous nous sommes suffisamment occupé du kyste pour n'avoir point à y revenir; ce que nous allons dire se rapporte exclusivement à la trichine adulte, parce qu'elle offre tous les organes à leur parfait développement.

La trichine adulte est un ver cylindrique, transparent, difficilement visible à l'œil nu, si ce n'est pour la femelle qui se trouve dans l'intestin au moment où les œufs sont fécondés. Nous savons, en effet, qu'alors la longueur de son corps est de 2 à 3 millimètres.

L'extrémité antérieure de l'helminthe est très-effilée; *l'extrémité postérieure* est arrondie, obtuse, présentant un anus terminal qui a l'aspect d'une petite dépression. Sur toute la longueur du corps, mais surtout en arrière, on remarque de petites stries transversales, qui semblent se terminer par un point saillant; ce sont les plis formés par le derme sous l'action du muscle longitudinal, effet semblable à celui qu'on observe sur la sangsue lorsqu'elle se contracte au moment de la marche.

Tube intestinal. Il s'étend de la bouche à l'anus ; on le divise en trois parties : l'œsophage, l'estomac et l'intestin. La bouche est difficilement visible, elle est arrondie, dépourvue de crochets et de moyens de préhension. L'œsophage est fort long, il occupe les deux tiers de la longueur du corps, il se rétrécit un peu avant de s'ouvrir dans *l'estomac;* ce dernier organe forme un sac ovale, très-petit, équivalant à peine à la trentième partie de l'ensemble du tube digestif; l'intestin se rend directement à l'anus, sa capacité présente un diamètre à peu près uniforme, sa longueur équivaut au quart de la longueur totale du ver.

L'anus paraît plus étroit que le corps de l'intestin, ce qui est dû à des fibres musculaires qui le resserrent.

Système nerveux. M. Pagenstecher a découvert le cerveau de la trichine ; il le représente dans sa planche I, nº 5. Cet organe est placé derrière la bouche et au-devant de l'œsophage, il s'en détache des nerfs qui se répandent dans différentes parties du corps.

Système circulatoire. On ne découvre pas de vaisseaux formant des tubes destinés à recevoir le sang ; mais on reconnaît des globules sanguins qui pénètrent dans les cellules du tissu conjonctif ; ils sont arrondis et laissent presque toujours un intervalle entre eux.

Système musculaire. La région inférieure du corps de la trichine est parcourue dans toute sa longueur par des fibres musculaires qui, par leur arrangement, semblent former des fils assemblés ; c'est ce que les auteurs allemands ont nommé le *ruban long, Längsband.* Postérieurement, et tout à fait en bas, se trouvent deux autres muscles appelés rétracteurs du cloaque.

Organes génitaux. Lorsque la trichine est parvenue à l'état adulte, les organes génitaux qui, précédemment, n'étaient que rudimentaires et tout à fait invisibles, se développent rapidement et acquièrent un volume qui égale la moitié du corps du mâle et les quatre cinquièmes de celui de la femelle. Chez le mâle on voit surgir, aux côtés de l'anus, deux appendices ovoïdes, convexes en dehors, légèrement concaves en dedans, pointus à leur extrémité libre; ce sont les vésicules séminales; elles sont terminées supérieurement par un *canal déférent* qui transporte la semence dans le cloaque. C'est entre ces deux vésicules que le pénis, communément appelé *spicule,* fait saillie au moment de la copulation. Avec un grossissement de six cents fois on peut apercevoir les corpuscules séminifères du liquide séminal.

La trichine femelle est *vivipare.* L'ouverture de la vulve est située, à peu près, à la cinquième partie antérieure et inférieure du corps de l'animal, de sorte que les embryons s'échappent de la matrice d'arrière en avant. L'ovaire est situé immédiatement au-dessus de l'utérus ; il forme un sac fermé à sa partie supérieure, et il se rétrécit inférieurement avant de s'ouvrir dans la matrice. Les œufs sont très-apparents dans l'ovaire par un grossissement de trois cents fois; on découvre aussi, à côté de l'organe, les grains de Farre.

Lorsque les œufs ont grossi dans l'ovaire, ils passent dans la matrice où l'éclosion se fait rapidement, le plus souvent en quelques heures; les embryons s'en échappent aussitôt; ils tombent dans l'intestin de l'être qui les loge, mais ils le quittent immédiatement pour commencer leur pérégrination dans les muscles; le hasard rend quelquefois témoin de l'accomplissement de cette fonction [1].

2° *Physiologie.* Le premier acte de vitalité des embryons c'est de percer les intestins ; leur ténuité extrême favorise leur passage à travers les tissus; leurs mouvements s'accomplissent en rampant, et en déterminant, à l'aide du long faisceau musculaire situé à la face inférieure du corps, des contractions analogues à celles qu'exécute la sangsue : quelquefois l'embryon logé dans le muscle, plus ou moins roulé sur lui-même, s'étend brusquement sous

[1] Voir la planche n° 10.

l'influence de la chaleur, et il s'agite convulsivement si elle est un peu vive.

Comment se nourrit l'embryon? Il est présumable qu'au début de son existence, c'est-à-dire pendant deux ou trois jours, son alimentation se borne à l'absorption, par la bouche, du fluide qui humecte les membranes séreuses; cela lui suffit pour passer de huit ou douze centièmes de millimètre de longueur à deux ou trois dixièmes. Ayant acquis cette taille, et ses forces s'étant accrues, il perce le myolemme, attaque la fibre musculaire, qu'il détruit pour s'en nourrir; il atteint ainsi la taille de cinq, six et même sept dixièmes de millimètre. L'embryon de la trichine a pris, au quatorzième jour de sa présence dans les muscles, tout le développement qu'il peut acquérir. C'est alors qu'il perd sa liberté pour s'envelopper d'un kyste et passer à l'état de larve. Dans cette situation, toutes les fonctions se ralentissent, le ver cesse de manger, on ne découvre aucune trace des fonctions intestinales dans le kyste : cette mort apparente peut se prolonger pendant des mois, des années, comme quelques faits semblent l'indiquer.

La mort de leur hôte n'entraîne pas immédiatement la leur; les trichines continuent à vivre dans de la viande gâtée. On a fait des essais qui ont démontré que la pourriture la plus avancée ne les tue pas.

La sécheresse leur est promptement nuisible; l'humidité ne parvient pas ensuite à les ranimer. Les trichines ne supportent point un séjour prolongé dans l'eau. M. Pagenstecher a constaté expérimentalement que les trichines qui restent plongées dans l'eau pendant cinq jours meurent.

La chaleur et les substances qui coagulent l'albumine les détruisent rapidement : il en est de même de l'huile de térébenthine, de la glycérine et surtout de la benzine.

Lorsque la trichine passe de l'état de larve à l'état adulte, par suite de son introduction dans l'intestin d'un animal, toutes les fonctions se réveillent, la digestion se fait avec activité en absorbant les mucosités intestinales et, peut-être, quelques molécules des matières alimentaires qui y sont contenues.

Aussitôt le développement accompli, et même avant qu'il ne soit parfait, les fonctions génératrices s'exécutent, l'accouplement a lieu et, cinq ou six jours plus tard, la femelle expulse des petits vivants ; alors les vieilles trichines meurent et sont entraînées hors de l'intestin par les matières fécales.

§ V. — Trichination naturelle et artificielle des animaux.

Il y aurait évidemment un grand intérêt, pour la salubrité publique, à découvrir l'origine de la trichine, c'est-à-dire à connaître les conditions qui favorisent son développement chez les animaux qui servent de nourriture à l'homme. Des recherches ont été faites sur ce sujet, nous allons signaler les plus importantes.

Nous avons déjà exposé (page 20) l'opinion émise par le professeur Schacht, tendant à admettre que les betteraves nourrissent un ver qui, par transformations successives, deviendrait trichine chez le porc, opinion péremptoirement réfutée par le professeur Virchow et le docteur Stein.

Cette erreur ayant été démontrée, on s'est demandé si certains animaux n'étaient point le séjour habituel des trichines qui, de là, et de transmission en transmission, parviendraient jusqu'à l'homme.

Cette pensée a déterminé les observateurs à faire de nombreuses recherches sur des animaux domestiques et sur ceux qui vivent à l'état de liberté.

On a d'abord accusé le ver de terre d'avoir naturellement des trichines ; cet avis a été avancé et soutenu par le professeur Langenbeck, de Gœttingue. Cette affaire a été examinée aussitôt par le professeur Virchow et le docteur Gerstæcher ; ils n'ont point tardé à acquérir la conviction que l'insecte trouvé chez le ver de terre diffère très-notablement de la trichine. Le professeur Lieberkühn et le docteur Schneider, qui ont étudié de leur côté, et au même moment, la question soulevée, ont déclaré également que c'était une erreur.

Ce sujet a paru assez important au ministre des cultes de la Prusse pour qu'il invitât le professeur Kühn, directeur de l'Institut économique de Halle, à faire des recherches spéciales. Le rapport de ce savant confirme les déclarations précédentes et l'auteur ajoute, dans ses conclusions, que la conformation de la tête et de la queue de l'insecte trouvé dans le ver de terre n'a pas d'analogie avec les mêmes parties chez la trichine. D'ailleurs, dit-il en terminant, celle-ci ne peut se développer que dans les muscles des animaux à sang chaud [1].

Après ces insuccès on s'en est pris à divers petits mammifères, notamment à ceux qui vivent sous la terre, tels que la taupe, le rat et la souris des champs. Ici les avis ont varié.

M. Virchow, qui a fait des recherches dans cette direction, déclare n'avoir jamais trouvé de trichine chez les taupes; le docteur Fiedler, de Dresde, et le professeur Kühn n'ont pas été plus heureux. Toutefois ils ont rencontré, chez ces animaux, des vers d'une autre espèce et, pour compléter leurs expériences, ils ont donné ces taupes à manger à des porcs; ceux-ci n'ont point été infectés. Quelques observateurs, cependant, prétendent avoir découvert des trichines chez la taupe, mais le résultat de leurs expériences paraît douteux.

Quant aux rats et aux souris qui habitent les maisons, ils ont fréquemment des trichines, et, par suite, les chats sont exposés à contracter l'infection. Les porcs mangent également les souris et les rats lorsqu'ils peuvent les saisir; le docteur Cohnheim, de Berlin, a été témoin du fait; mais est-ce bien à cette dernière circonstance qu'il

[1] *Stenographischer Bericht, etc.*, p. 6 et 7.

faut attribuer la trichinisation du porc ? Le doute est permis.

Les recherches directes ne donnant pas la solution définitive de la difficulté, plusieurs savants ont entrepris une longue série d'expériences dans le but d'opérer des trichinisations artificielles.

L'étude la plus complète est celle de MM. Fuchs et Pagenstecher [1]; ils ont consacré neuf mois, c'est-à-dire depuis le mois d'avril 1864 jusqu'à la fin de décembre de la même année, à faire les tentatives les plus variées pour opérer la *trichinisation artificielle* sur les animaux de toutes les classes, depuis les mammifères jusqu'aux amphibies et aux mollusques. Nous allons signaler les résultats auxquels ils sont parvenus.

Les animaux soumis aux expériences peuvent être divisés en quatre catégories : 1° les mammifères ; 2° les oiseaux ; 3° les animaux à sang froid : amphibies, poissons et mollusques ; 4° les insectes.

1° *Mammifères.* Les uns vivent à l'état domestique, les autres à l'état sauvage. *Parmi les animaux domestiques* parlons d'abord du *chien.* Les trichines ne se perpétuent pas chez le chien ; lorsqu'elles sont introduites dans ses organes digestifs, elles grandissent rapidement, la copulation a lieu, les femelles sont fécondées et donnent des petits, mais ces embryons ne *passent pas dans les muscles,* soit que l'organisation de l'intestin, ainsi que nous l'avons déjà dit page 22, soit que les sucs digestifs du chien soient nuisibles aux migrations ou à l'évolution ultérieure de ces êtres. Cette remarque avait déjà été faite par M. Virchow dès l'année 1860 [2].

Le *chat* se trichinise facilement et complétement ; il en est de même du *lapin* qui, sous ce rapport, offre les plus grandes facilités, bien qu'il ne soit pas carnivore [3]. Les

[1] *Die Trichinen,* p. 51 à 79.

[2] Virchow. Note communiquée à l'Académie des sciences de Paris, 2 juillet 1860.

[3] Quoique le lapin soit herbivore, il digère facilement la viande ; on la lui

essais faits sur un *bouc* ont prouvé qu'il ne se trichinise pas, lors même qu'on lui fait avaler copieusement, pendant plusieurs semaines, de la viande infectée. Après l'avoir abattu on n'a trouvé que trois trichines intestinales et point de trichines musculaires. Il est presque aussi difficile de trichiniser la *chèvre,* mais on y parvient quelquefois. Il est à peine nécessaire de signaler le *porc,* on ne connaît que trop la facilité avec laquelle il se trichinise.

Le *veau* est susceptible d'infection artificielle. Voici l'expérience qui a été faite : l'animal avait été nourri, jusqu'alors, exclusivement de lait ; pendant plusieurs jours de suite on lui fit avaler des morceaux de chair de lapin contenant environ cent soixante-dix mille trichines. L'animal fut tué dix-neuf jours après le commencement de l'expérience ; on trouva une grande quantité de trichines dans l'intestin, et une partie de ces vers avait déjà commencé la migration dans les muscles. Quant au taureau, au bœuf et à la vache, on n'est pas parvenu à les trichiniser ; les helminthes meurent dans les intestins et sont expulsés par les selles ; quelques-uns cependant se développent et donnent des petits, mais ces embryons ne pénètrent pas dans les muscles. Le *mouton* peut être trichinisé, mais difficilement.

Les *animaux sauvages* résistent quelquefois à la trichinisation artificielle.

Le *renard* se comporte comme le chien domestique ; les trichines se développent dans les intestins, mais elles y meurent. Le *sanglier* se trichinise aussi facilement que le porc ; les *cerfs* et les *chevreuils* subissent difficilement l'infection, mais elle n'y est pas impossible. Les *cochons d'Inde* ont tous succombé peu de jours après l'ingestion de la viande infectée ; ils ont éprouvé des accidents maladifs violents : diarrhée, perte d'appétit, yeux petits, troubles

fait avaler, pour la première fois, en poussant de petits morceaux dans l'œsophage ; il la mange souvent seul lorsqu'elle est en hachis mêlé à du son ; on voit même des lapins en manger sans aucune préparation.

et chassieux, oreilles et pieds froids; mort du huitième au neuvième jour. Le *lièvre* est facilement infecté, un peu moins cependant que le lapin. Les souris refusent souvent, lorsqu'elles sont enfermées, de manger de la viande trichinée; il faut la leur préparer en boulettes enfarinées. Sur douze souris soumises à des essais, neuf étaient mortes le dixième jour de l'expérience. Les *rats* résistent un peu plus, mais ils succombent aussi fort rapidement. Quant aux *blaireaux* et aux *martres* la question reste douteuse.

Les *oiseaux ne se trichinisent jamais :* c'est-à-dire que MM. Pagenstecher et Fuchs n'ont jamais réussi à obtenir des trichines musculaires ni à constater la pérégrination des embryons. Les expériences ont été faites sur le *coq,* la *poule,* l'*oie,* le *dindon,* le *pigeon,* tous les animaux de basse-cour; puis sur l'*étourneau,* la *corneille,* la *pie,* le *geai,* le *paon,* la *buse* et plusieurs oiseaux carnassiers. Toutefois, les trichines grandissent et pullulent quelquefois dans les intestins, mais elles sont promptement entraînées par les évacuations alvines : chez la pie et le choucas on ne trouva plus de trace de trichines intestinales quatre jours après leur avoir fait avaler de la viande trichineuse.

Les *poissons,* spécialement les carpes, mangent facilement de la viande, mais les trichines y meurent sans se développer. Il en est de même chez les *amphibies;* les expériences ont été faites sur les grenouilles et plusieurs espèces de salamandres : chez un *triton* on a trouvé une fois, dans l'intestin, une trichine mâle qu'on a reconnue au crochet, c'était pendant la grande chaleur de l'été, le 22 juillet 1864. Chez les grenouilles on a quelquefois trouvé dans leurs intestins des trichines sorties de leur kyste, mais leur développement s'arrêtait là.

Parmi les *crustacées,* l'*écrevisse* seule a été expérimentée ; le résultat a été nul.

Plusieurs insectes ont été soumis aussi aux expériences; les grosses mouches, *Sarcophaga carnaria* et *Musca erythrocephala,* ont mangé de la viande infectée, mais elles n'ont rien éprouvé ; leurs organes ne contenaient point de trichine.

Parmi les scarabées qui ont mangé avec avidité de la viande trichineuse, il n'y a eu que le *Dyticus marginalis* qui ait présenté un résultat remarquable ; cinq jours après avoir été infecté, ce scarabée contenait dans l'estomac des trichines musculaires ; elles avaient des mouvements actifs et continuels annonçant une grande vitalité.

Il résulte de toutes ces recherches que, parmi les animaux qui paraissent sur nos tables, il n'y a que le porc, et bien accidentellement le sanglier, que nous puissions redouter.

Les oiseaux et les poissons nous offrent toute garantie de sécurité, ce qui infirme l'assertion de quelques auteurs, que nous avons précédemment cités. Si les trichines ne se développent pas chez les animaux à sang froid, c'est probablement parce que la température est insuffisante pour déterminer la rupture des kystes et l'évolution de l'embryon ; quant aux oiseaux, l'explication est moins facile, à moins qu'on n'admette que la température de leur sang, naturellement supérieure à celle des quadrupèdes, ne devienne une cause d'activité qui tue les trichines en précipitant leur développement.

§ VI. — Études microscopiques.

Ce serait ici le lieu d'indiquer les soins à prendre pour faire avec succès des recherches microscopiques ; mais les indications contenues dans les instructions données dans la pièce additionnelle B de l'ordonnance de Magdebourg, pièce insérée à la fin de cet ouvrage, nous dispensent d'une nouvelle description, ce serait faire une répétition inutile.

CHAPITRE QUATRIÈME.

DE LA MALADIE DES TRICHINES.

La maladie occasionnée par les trichines a reçu en France le nom de *Trichinose*, les Allemands l'appellent *Trichiniasis*, *Trichinenkrankheit*, et les Anglais, considérant cette affection comme nouvelle, la nomment souvent *the new Disease*.

Avant d'aborder l'histoire générale de la maladie occasionnée par les trichines, nous présenterons d'abord quelques observations particulières, afin de mieux pénétrer dans les détails, et de pouvoir donner d'une manière exacte l'ensemble de la physionomie de cette grave affection.

§ I. — Observations particulières.

PREMIÈRE OBSERVATION.

INFECTION TRICHINEUSE; COMPLICATIONS; GUÉRISON [1].

George Mischler, garçon boucher, âgé de vingt-deux ans, bien constitué, robuste et d'une excellente santé, est admis à la clinique médicale de Heidelberg, le 24 avril 1862.

Le 14 avril, après un travail fatiguant, il se plaignit d'une grande lassitude dans les jambes et de douleurs vives dans les mollets, ce qu'il attribua à un excès alcoolique qu'il avait fait la veille; presque en même temps, et sans frisson initial, il éprouva de la céphalagie, de la chaleur, de la sueur, soif très-vive et perte d'appétit.

Cet homme voulut néanmoins continuer à travailler; il porta de la viande en ville, mais il montait très-difficilement les escaliers, les symptômes de la maladie continuant à s'aggraver.

[1] Cette observation, du professeur Friedreich, a été publiée dans *Virchow's Archiv*. 1862, vol. XXV, p. 399.

Chaque jour il y avait une selle liquide, sans colique; les muscles des bras, des lombes et des reins devinrent douloureux, mais pas de vertiges ni de troubles dans les fonctions pulmonaires; enfin, le malade s'affaiblissant, il se décida à entrer à l'hôpital.

Au moment de son admission, on constata l'état suivant: douleurs dans les muscles du cou, de la nuque et des bras, elles augmentent par la pression et même par le toucher et quand le malade remue. Les muscles sont en quelque sorte élastiques, turgescents et ayant la consistance du caoutchouc; bien qu'il y ait raideur et engourdissement des membres, les articulations sont libres et indolores; cependant le malade y éprouve une sensation générale d'enflure, il ne peut pas s'asseoir sur son lit, et s'il fait des efforts pour y parvenir, il éprouve de la raideur et de la douleur dans la région inguinale. La mastication, la déglutition et la parole sont parfaitement intactes. Le ventre est mou, indolore; la langue, le foie, la rate, les poumons, le cœur, ne présentent rien de particulier; pas de catarrhe bronchique, pas d'exanthème. Le soir du 24 avril, fièvre intense, visage chaud et rouge, céphalalgie avec un peu de délire, soif vive, anorexie, langue un peu chargée, faiblement humide; urine acide, pas d'albumine; le pouls bat 108 pulsations par minute, la température de la peau est à 41° centigrades.

Du 25 au 27 avril, mêmes symptômes; le sommeil est souvent interrompu, léger délire; deux selles liquides sans effort. — Le 28, sentiment d'abattement profond; la douleur des muscles persiste, surtout dans les mollets; léger épistaxis; deux selles diarrhéiques. — Le 29, le malade rend quelques articles du ténia; sueurs abondantes pendant une heure.

Le 1er mai, l'affection musculaire continue; le malade ne peut se mettre sur son séant, ni se retourner dans son lit; l'articulation des coudes est légèrement fléchie; douleur très-vive lorsqu'on veut étendre le bras; les extrémités inférieures restent étendues et immobiles. — Sueurs profondes et continues, enrouement commençant, toux sèche, point de râle, douleur en parlant; le vertige a disparu, l'intelligence est nette. La chaleur et la soif sont moins vives que les jours précédents; peu d'appétit; l'urine, pour la première fois, est légèrement albumineuse. — Le 2, point de changement notable. — Le 3, la lassitude et la faiblesse augmentent, deux selles liquides; à la suite de sueurs abondantes, on voit paraître sur le cou, la poitrine et le ventre, d'innombrables vésicules miliaires, contenant un liquide clair et aqueux. — Le 4, même état. — Le 5 mai, les sueurs persistent; de nombreuses pustules très-petites, contenant un liquide laiteux, entourées d'une auréole rouge, se montrent, outre les vésicules miliaires, sur la poitrine et sur le ventre. Le pouls est moins fréquent, il ne bat plus que 90 fois par minute; la température de la peau est tombée à 38° centigrades.

Le docteur Freidreich ayant diagnostiqué la maladie : *infection trichineuse*, administre, pour la première fois, le picronitrate de potasse, selon la formule suivante :

Picronitrate de potasse, 4 grammes. — Extrait de réglisse q. s. poudre de réglisse — pour faire 60 pilules. — On administre 5 pilules trois fois par jour.

Le 7 mai, même raideur des muscles, même contracture des bras, faiblesse et fatigue, continuation de l'enrouement et des sueurs; la double éruption s'est étendue sur tout le dos; la tête est libre ; langue normale, selle liquide d'un jaune foncé ; sommeil et appétit assez bons; pas d'albumine dans l'urine. — Ce même jour on enlève, au moyen de l'instrument de Middeldorpff[1], un petit morceau de muscle au mollet droit, et dans ce morceau, à peine gros comme un grain de chènevis, on compte sept trichines, la plupart enroulées en spirale. — Le picronitrate de potasse est continué à la même dose. — Le 8, point de changement. — Le 9, l'affection musculaire s'est un peu améliorée, surtout aux extrémités supérieures; le patient peut avec peine se mouvoir, il réussit, cependant, à s'asseoir sur son lit; la résistance des muscles est moindre, la contracture des bras dure encore, mais on occasionne moins de douleur lorsqu'on veut les étendre; les sueurs persistent le jour et la nuit; l'exanthème se maintient et les dernières pustules s'étendent sur différentes parties du corps. Un peu au-dessous de l'épine de l'omoplate droite, on voit apparaître, sur la peau, une plaque noire, gangréneuse, longue de 35 millimètres, sur 29 millimètres de large; cette plaque, très-douloureuse, est entourée d'une zone d'un rouge vif. Immédiatement au-dessus de ce point, on trouve encore un furoncle de la grosseur d'un pois,

[1] L'instrument de Middeldorpff est un petit trois-quarts explorateur, terminé par une sorte de harpon destiné à ramener quelques fibres musculaires qui sont coupées facilement au moment où la tige rentre dans la gaîne. Cet instrument peut être remplacé avantageusement par l'*emporte-pièce histologique* de M. Duchenne, de Boulogne, dont la description est donnée dans la *Gazette des hôpitaux* (3 août 1865).

et dont on fait sortir par la pression un pus épais et brun ; chose remarquable, on y trouva une grosse trichine bien développée.

Aujourd'hui, pour la première fois, les malléoles et les jambes sont œdémateuses. — Le cœur, les poumons, le foie et la rate restent sains.

Les selles sont devenues normales. L'urine, toujours albumineuse et acide, a pris une teinte très-foncée sous l'influence du picronitrate de potasse ; la conjonctive commence à se colorer également en jaune ; ces incidents n'arrêtent pas l'administration du médicament. La plaque gangréneuse est pansée avec le vin aromatique. L'appétit est revenu ; on donne au malade des soupes fortifiantes et un peu de rôti. Le pouls donne 84 pulsations par minute. La température du corps est à 38° centigrades.

Le 10, les muscles sont à peine douloureux, même à la pression, excepté ceux du mollet ; la raideur et la douleur du dos ont surtout diminué ; les bras peuvent éprouver une extension presque complète ; les sueurs continuent, surtout la nuit, et l'on remarque de nouvelles éruptions de vésicules pustuleuses et miliaires : sous la clavicule droite apparaît un petit furoncle ; le point sphacélé du dos va bien.

Le 12, encore moins de douleurs musculaires, l'œdème et l'enrouement ont à peu près disparu, état général satisfaisant, bon appétit, l'ictère, déterminé par le picronitrate, s'est étendu à toute la peau. L'œdème des jambes n'existe plus.

Le 13, le malade a pu se lever et faire quelques pas dans la salle ; il s'est formé moins de pustules nouvelles, mais les sueurs continuent.

Les 14, 15, 16 et 17, peu de changement, mais l'amélioration, quoique lente, se soutient et progresse.

Le 18, les forces reviennent, les muscles ne sont plus douloureux ; malgré de grandes plaques d'épiderme détachées la veille des orteils et de la plante des pieds, ces parties ne sont pas sensibles. On enlève de nouveau quelques fibres des muscles du mollet et on n'y découvre pas de trichine.

Le 20, l'ictère artificiel est toujours très-intense ; la température du corps et le pouls sont revenus à l'état normal ; le malade prend tous les jours un bain tiède.

Le 25, le picronitrate de potasse est supprimé. La convalescence marche rapidement, cependant on trouve encore une trichine dans un morceau de muscle jumeau enlevé avec le trois-quarts.

Le 29, on renouvelle l'expérience et on découvre encore, dans le même lieu, une trichine vivante roulée en spirale et déjà entourée d'une capsule mince et ovale.

Le 30, sommeil excellent, selles normales, urine claire; l'ictère a sensiblement diminué.

Le 6 juin, la situation générale s'améliore et progresse; le 15, on enlève un morceau de muscle du mollet et on n'y trouve point de trichine.

Le 30 juin le malade a complétement repris ses forces, il quitte l'hôpital.

Cette observation est remarquable à plusieurs titres :

1° C'est la première fois que la présence des trichines est diagnostiquée et constatée expérimentalement chez l'homme pendant la vie ; 2° c'est la première fois aussi qu'il est fait usage du picronitrate de potasse, auquel M. Friedreich attribue l'honneur de la guérison de son malade ; malheureusement les essais ultérieurs n'ont pas confirmé les premières espérances ; 3° les sueurs abondantes qui continuèrent pendant toutes les phases de la maladie, et qui provoquèrent les éruptions cutanées précédemment signalées, doivent être rapportées, très-probablement, à l'état de spasme permanent des muscles ; c'est aussi aux contractures et à l'immobilité forcée du malade qu'il faut attribuer les troubles de la circulation veineuse et l'œdème aigu des extrémités inférieures.

Quelque intéressante que soit cette observation, et quelque minutieux que soient les détails recueillis par l'observateur, il y manque cependant un symptôme, presque constamment signalé depuis, c'est l'œdème de la face. Il n'a pas été oublié, sans doute, mais il a pu passer inaperçu au début de la maladie, l'expérience n'ayant point encore appelé l'attention sur ce point.

Les observations suivantes compléteront les enseignements que ce premier fait ne nous a pas fournis.

DEUXIÈME OBSERVATION.

Le 16 avril 1862, un jeune homme de seize ans, d'une constitution délicate, mais bien conformé, entra à l'hôpital de Hambourg; il revenait de Valparaiso et était malade depuis huit jours. Les premiers symptômes furent: perte d'appétit, diarrhée, coliques, céphalalgie, fièvre, douleurs intenses dans les membres, spécialement dans les jambes. Le malade passa ainsi quelques jours dans la maison de son père, mais l'aggravation des accidents le détermina à entrer à l'hôpital.

Au moment de son admission dans l'établissement, le malade était très-faible; il ne put se rendre dans la salle qu'avec le secours d'un aide. Voici, à cette époque, l'ensemble des symptômes : l'intelligence est libre, l'expression du visage n'accuse aucune souffrance violente; la peau est chaude, moite; la fréquence du pouls est extrême ainsi que la respiration. Le malade se plaint de douleurs dans les mollets; on y remarque de la *tension :* la *pression* avec la main provoque partout des douleurs très-vives; cette sensibilité se manifeste d'ailleurs, au même degré, sur tout le corps.

La langue, un peu rouge, est couverte d'un léger enduit blanchâtre; les selles sont liquides et abondantes; les poumons, le cœur et la rate n'offrent aucun signe de lésion : la fièvre continue à être très-intense.

Pendant trois jours, les symptômes présentent les mêmes caractères. Le 19 avril, nuit mauvaise, insomnie, diarrhée abondante; intelligence libre; point de gonflement œdémateux ni de douleurs articulaires.

Dans le but de calmer le cœur, la digitale est administrée à haute dose, mais les phénomènes fébriles continuent avec la même violence. Malgré des recherches attentives, *rien ne vient éclairer le diagnostic.*

Le 21, troubles de l'intelligence; vers le soir, respiration sifflante; les douleurs sont toujours vives; mais point de gonflement.

Le 22 avril, pouls et température notablement abaissés; les traits sont tirés, l'intelligence troublée, les selles involontaires et abondantes; la respiration très-pénible, les douleurs très-violentes, sans gonflement notable des membres.

Le 23, aggravation des accidents; le 24, mort pendant la nuit.

Bien que l'incertitude existât sur la véritable nature de la maladie, les douleurs vives des membres et de presque tout le corps avaient fait penser à la possibilité d'une *infection trichineuse;* mais l'ignorance des antécédents, l'absence d'œdème et de signes positifs fournis par les selles, qu'on n'avait pas songé à examiner au microscope, ne permirent pas de s'arrêter à cette idée et de porter un diagnostic positif.

Autopsie dix-neuf heures après la mort. Le cerveau, les poumons et le cœur sont sains, ou n'offrent que des colorations accidentelles, sans importance. Dans l'*abdomen,* la membrane muqueuse de l'iléon présente une coloration d'un rouge grisâtre; elle est tapissée de mucosités de même nature; les autres parties du canal intestinal sont dans des conditions analogues; la valvule illéo-cœcale est saine.

Les muscles, incisés jusqu'aux os dans différentes parties du corps, ne présentèrent aucun foyer purulent ni trace d'inflammation aiguë. Lorsqu'on examina au microscope les fibres du tissu musculaire, étude qui fut faite par le docteur Trimm, on trouva aussitôt une grande quantité de trichines vivantes et non enkystées; on en découvrit surtout dans le diaphragme, les muscles du ventre et de la poitrine; on rencontra encore quelques trichines adultes dans l'intestin grêle.

En remontant aux antécédents, on apprit que l'équipage du vaisseau avait fait tuer, le 1er avril, un porc acheté à Valparaiso; les hommes en avaient consommé une partie à l'état frais, le reste avait été salé. L'existence des trichines fut également constatée sur cette viande conservée [1].

TROISIÈME OBSERVATION.

INFECTION TRICHINEUSE; COMPLICATIONS; GUÉRISON [2].

Caroline N..., âgée de vingt-cinq ans, de constitution délicate, mais de bonne santé habituelle, se déclare souffrante depuis cinq semaines: elle attribue ce dérangement à un bain froid qui aurait arrêté la menstruation, dont l'époque est passée depuis huit jours. Les symptômes sont: lassitude extrême, céphalalgie violente, perte d'appétit, gonflement œdémateux de la face, combattu sans

[1] Observation recueillie par le docteur Tungel, à Hambourg, publiée dans *Virchow's Archiv,* tom. 27, p. 421, et trad. par le docteur Dengler.

[2] Extrait de : *Bœhler, Die Trichinenkrankheit in Plauen;* in-8°. 1863.

succès par les sudorifiques. La malade entre à l'hôpital le 16 mars 1862. A ce moment, la face est colorée, la tête est brûlante, la langue rouge, la soif ardente. Le pouls bat 120 pulsations par minute; brisement et douleurs des bras et des jambes, sensibilité à la pression; urines chargées, selles liquides. Le médecin croyant avoir affaire à une *fièvre rhumatismale*, prescrit l'aconit.

17 et 18 mars. — Continuation de la fièvre et des douleurs dans les muscles qui sont durs et enflés. — Le 19, délire, sécheresse de la bouche et du nez; ces symptômes, ajoutés à l'insomnie, font croire à une fièvre typhoïde. — On prescrit le sumac. Selles liquides dans la journée et dans la nuit.—Le 20, la céphalalgie persiste, la sécheresse de la langue augmente; les douleurs musculaires sont très-vives. Prescription : morphine 15 centigrammes; boissons mucilagineuses. — Le 21, diminution des selles, céphalalgie fort vive, point de délire, langue rouge et sèche, pouls à 120; œdème des pieds; le soir, l'œdème a augmenté, il gagne les jambes et les cuisses; transpiration abondante et continuelle.

Le 24, on soupçonne l'existence d'une infection trichineuse, et la malade avoue avoir mangé de la viande provenant d'une boucherie suspecte. — Du 15 au 28, point d'amélioration; les selles examinées au microscope ne contiennent pas de trichines. — L'ascite se manifeste, la malade est couverte de sueur, les douleurs la forcent à garder une immobilité complète; les avant-bras sont dans la demi-flexion; le corps est brûlant, la respiration pénible, l'abdomen sensible à la pression; urines rares et chargées, etc. On administre de l'arsenic. — 29. Diminution de l'œdème des membres; quelques mouvements sont possibles; l'extension est cependant douloureuse; transpiration un peu moins abondante. On continue l'arsenic et on suspend la morphine.

Le 1er avril, l'épanchement aqueux, qui avait diminué, reparaît subitement, il envahit les bras, les jambes, le bas-ventre, le dos et les parties génitales, il les distend à ce point que le derme se rompt et laisse échapper le liquide. Cependant l'état général ne se ressent pas de cette aggravation de l'hydropisie.

Le 2 avril, MM. les docteurs Zenker et Tungel, de Dresde, étant venus à Plauen, virent la malade et on enleva, en leur présence, par le procédé habituel, quelques fibres du muscle biceps droit; on y découvrit aussitôt des trichines.

Les 3, 4, 5, 6, jusqu'au 13, l'amélioration est progressive; la diarrhée ayant cessé et la constipation menaçant de s'établir, on donne une cuillerée à bouche d'huile de ricin. Ce même jour on supprime l'arsenic.

Le 14, on administre du soufre; l'infiltration reparaît, les selles sont liquides, les urines rares; il survient de l'oppression et de la toux, le médecin prescrit de la digitale, 15 centigrammes deux fois par jour.

Le 22, indigestion; selles diarrhéiques, vertes et abondantes (prescription : 15 centigrammes de mercure soluble de Hahnemann deux fois par jour).

Le 25, expulsion de vers lombrics et de quelques fragments de ténia.

Le 28, la diarrhée persiste; administration d'ipécacuanha. — Le 29, on redonne de la morphine pour arrêter la diarrhée. — *Le 1er mai,* l'infiltration sous-cutanée diminue suffisamment pour que la malade puisse se coucher sur le côté. — Le 7 mai, œdème du cou et du thorax; matité complète du côté gauche de la poitrine, côtes immobiles, espaces intercostaux effacés, murmure respiratoire presque nul. On diagnostique un épanchement pleurétique; selles vertes, abondantes; sommeil troublé. Les bras et la poitrine sont enveloppés de ouate, on donne de la bryone à l'intérieur, puis du mercure soluble et du soufre. Quelques portions sont de nouveau expulsées. — Le 10, on donne de l'arsenic. — Le 23, de la digitale : les urines deviennent abondantes, mais l'épanchement pleurétique diminue lentement. — *Le 1er juillet,* la malade consent à ce qu'on recherche de nouveau les trichines dans les muscles; on en découvre beaucoup, mais enkystées. — Le 14 juillet, la malade, sur sa demande, quitte l'hôpital; l'épanchement pleurétique n'est pas complètement résorbé, mais l'état général s'est notablement amélioré; les cheveux, tombés abondamment dans les deux derniers mois, commencent à repousser.

Cette grave maladie, qui a duré plus de quatre mois, et qui n'était pas encore arrivée à la convalescence parfaite, pourrait provoquer de nombreuses réflexions; nous nous bornons à signaler les incertitudes de diagnostic, la multiplicité des médicaments, dont l'emploi ne paraît pas toujours parfaitement expliqué, la constatation positive des trichines dans les muscles, les complications graves et multipliées, et cependant toutes les probabilités d'une guérison prochaine, malgré la constitution délicate de la malade. Cet exemple est encourageant, il semble indiquer aux médecins qu'il ne faut point désespérer lors même que tous les accidents semblent s'accumuler pour entraîner la perte du malade.

QUATRIÈME OBSERVATION.

INFECTION TRICHINEUSE GÉNÉRALE ; COMPLICATION ; MORT.

Amélie Schurig, de Herzogswald, cuisinière à Reuth, âgée de vingt-huit ans, forte, bien constituée, entre à l'hôpital de Plauen le 7 avril 1862 ; elle présente les symptômes suivants : Perte d'appétit, de sommeil ; elle garde le lit depuis le 15 mars. Elle raconte qu'elle a eu la face enflée, qu'elle a perdu ses forces, qu'elle ressent dans les bras et les jambes des douleurs si vives que tout mouvement est impossible ; la menstruation, régulière jusqu'alors, est supprimée. La malade fut traitée pour un rhumatisme articulaire ; l'apparition de l'œdème détermina son envoi à l'hôpital.

Le médecin de l'hôpital, instruit par l'expérience, soupçonna aussitôt une infection trichineuse ; d'ailleurs la malade déclarait avoir mangé de la viande d'une boucherie suspecte.

Le jour de l'arrivée à l'hôpital, 7 avril 1862, vingt-deux jours après le début de la maladie, l'œdème était général, tout mouvement impossible, sommeil nul, douleurs excessivement vives qui font crier la malade jour et nuit.

L'immobilité absolue dans le lit et la pression prolongée du corps sur le sacrum et le trochanter occasionnent promptement des eschares sur ces parties ; l'œdème des cuisses est énorme ; ces membres, mesurés, donnent 78 centimètres de contour ; des crevasses commencent à se former à la peau.

L'intelligence est libre, l'œil bon, l'ouïe nette. La langue est rouge, sèche, soif ardente, selles liquides ; sueurs abondantes et nauséabondes. Traitement : Aliments substantiels ; boissons mucilagineuse ; arsenic ; vin dans la matinée, bière le soir.

Le 12 avril, on donne du soufre ; le 14, de la digitale, 25 centigrammes deux fois par jour, médicament indiqué par l'oppression de la poitrine, la toux et la fréquence extrême du pouls, bientôt suivies de crachats muqueux jaunâtres et striés de sang.

Le 16, la malade déclare qu'elle a faim ; on lui donne une

salade de pommes de terre. Cet aliment provoque de l'anxiété, puis des vomissements. Lavements qui amènent des selles abondantes : elles étaient supprimées depuis deux jours.

Le 20 avril, la toux diminue ainsi que les autres symptômes inflammatoires; l'urine est abondante ; l'œdème des bras est moins prononcé ; mais l'ascite est devenue considérable, les parties génitales et les cuisses ont acquis un développement si considérable qu'on est amené à faire une ponction dans la région inguinale et plusieurs mouchetures sur les cuisses ; elles n'amènent point d'amélioration.

Le 24, évacuations alvines verdâtres, commencement de salivation ; on administre le mercure soluble de Hahnemann à doses homéopathiques.

Le 26, les mouvements de la langue deviennent douloureux, la plus faible pression les augmente.

Le 28, les menstrues, interrompues depuis deux mois, reviennent abondantes ; leur odeur est forte et désagréable.

Le 30, les règles continuent, mais le sang est pâle, aqueux, la mauvaise odeur se maintient. — Les eschares persistent, sans tendance à la guérison ; l'état général est très-mauvais ; la fièvre augmente ; le quinquina, le vin, le bouillon ne relèvent pas les forces de la malade, la morphine seule procure un peu de soulagement ; le mercure n'a produit aucun effet.

Le 2 mai, état toujours fâcheux. On pratique de nouvelles mouchetures sur les cuisses et sur l'abdomen ; la perte de sérosité diminue sensiblement la tension de la peau ; la soif persiste, mais la déglutition est devenue très-douloureuse. — Le 5, la malade, qui n'a pas rendu d'urine depuis deux jours, en rend abondamment ; on donne de la digitale. Les mouchetures s'enflamment et la malade est prise de syncope, toutes les fois qu'on la change de lit. — Le 7, la faiblesse augmente ; on panse les mouchetures enflammées avec de l'oxyde de zinc : les douleurs sont atroces ; la malade ne peut plus supporter qu'un peu de vin dans de l'eau sucrée et un peu de bouillon. — Le 8, le plus faible mouvement exaspère l'agitation de la malade ; il devient impossible de compter les battements du cœur et des artères ; pâleur extrême, syncopes multipliées ; cet état déplorable se maintient jusqu'au 17. Alors les extrémités sont humides et froides; on est revenu à l'emploi de l'arsenic. La malade possède toute sa connaissance ; les dents et les lèvres sont couvertes d'un enduit fuligineux presque aussi foncé que celui de la fièvre typhoïde. — Le 20, nuit agitée, cauchemars, sueurs abondantes et visqueuses; pendant la nuit, délire.

Le 20 mai, la malade, après une agonie de cinq heures, meurt à sept heures et demie du matin, après avoir souffert soixante-six jours.

Autopsie. — Tous les muscles volontaires sont envahis par des trichines; on en trouve aussi dans l'intestin. Le poumon droit est induré à son tiers inférieur; pleurésie du même côté, amas de mucosités dans les bronches. Intestins grêles rouges et enflammés, calculs dans un des calices du rein droit, infiltration générale; gangrène de la peau au niveau du sacrum et des grands trochanters.

Nous pourrions facilement multiplier les exemples de maladies occasionnées par les trichines; ceux que nous venons de présenter, surtout le dernier, peuvent suffire pour faire comprendre l'horrible situation des personnes fortement envahies par l'infection; c'est évidemment l'une des plus cruelles maladies qui puissent atteindre l'homme; ce qui aggrave encore la situation, c'est la durée, qui se prolonge quelquefois deux ou trois mois, et la conservation de l'intelligence qui permet de comprendre qu'on est mangé vivant par les vers, si malheureusement une indiscrétion cruelle fait connaître au malade la véritable nature de l'affection dont il est atteint.

§ II. — Des épidémies.

La *trichinose* n'atteint pas seulement les hommes isolés, elle sévit encore sur les populations agglomérées. Ce fut, pour la première fois, au printemps de 1862, dans la petite ville de Plauen, royaume de Saxe, que la maladie revêtit le caractère épidémique; aujourd'hui on compte *vingt-trois* exemples semblables quant au caractère de la maladie, mais bien différents entre eux sous le rapport de l'étendue et du nombre des victimes.

Il faut remarquer que, jusqu'à ce jour, l'Allemagne a eu le triste privilége d'offrir toutes les histoires d'épidémie, il faut cependant excepter celle du vaisseau venu de Valparaiso, dont l'équipage débarqua à Hambourg.

Voici les noms des lieux où les diverses épidémies se sont manifestées : Plauen, en Saxe ; Corbach, dans la principauté de Waldeck ; Calbe sur la Saale ; Magdebourg ; Quedlinbourg ; Rügen ; Burg, près Magdebourg ; Eisleben ; Halle ; Weimar ; Insterbourg ; Hettstædt ; Leipzig ; Worbis ; Nordhausen ; Gœrlitz ; Lubeck ; Schœnfeld, près Conitz ; Hanovre ; Brünn ; Hedersleben, près de Quedlinbourg ; le vaisseau de Hambourg ; enfin, une petite épidémie qui existait, il y a peu de temps, à Berlin (décembre 1865), dans une seule rue, nommée *Schwedterstrasse.*

L'épidémie de Plauen, décrite par les docteurs Bœhler et Kœnigsdœrfer [1], commença à sévir au milieu du mois de mars 1862 ; elle atteignit trente personnes qui appartenaient, presque toutes, à la même famille ; quelques-unes étaient gravement malades, d'autres légèrement : les symptômes paraissaient si étranges que les médecins restaient dans l'incertitude sur le véritable caractère de la maladie ; l'un d'eux, M. Kœnigsdœrfer, après avoir lu un travail du docteur Hagen, sur les trichines, inséré dans *Pharmac. centr. Halle,* 1862, nº 29, p. 225, fut frappé de la similitude des symptômes décrits avec ceux qu'il observait. Il conçut alors l'idée que la maladie survenue à Plauen pourrait bien être une *infection trichineuse ;* il se confirma dans cette opinion en étudiant les travaux de MM. Zenker et Küchenmeister ; mais désirant détruire le dernier doute et donner une démonstration irrécusable, il pratiqua sur le bras de trois de ses malades, qui y consentirent, une petite incision de 2 à 3 centimètres ; il écarta la peau, le tissu cellulaire et parvint jusqu'au muscle biceps dont il souleva, à l'aide d'une petite pince, quelques fibres musculaires qu'il enleva avec des ciseaux courbes. L'examen

[1] Bœhler. *Die Trichinenkrankheit und die Behandlung derselben in Plauen,* in-8º. 1862 ; et *Kœnigsdœrfer, Deutsche Klinik,* 1863, nº 47.

microscopique lui permit de constater aussitôt la présence de trichines libres et vivantes.

Cette démonstration péremptoire excita une curiosité si vive en Allemagne, que le ministre de Saxe envoya immédiatement sur les lieux le professeur Zenker, qui, ainsi que nous l'avons déjà dit, avait signalé, le premier, la possibilité de l'existence de la trichine chez l'homme ; ce savant confirma pleinement la découverte de son confrère de Plauen.

Le nombre des malades resta limité au chiffre que nous avons indiqué ; le cinquième de ces trente malades éprouva de graves accidents ; trois moururent ; les autres, plus légèrement atteints, guérirent complétement. Les symptômes généraux étaient : la lassitude, les douleurs plus ou moins vives dans les membres ; l'œdème de la face se propageant, mais seulement dans les cas les plus intenses, au reste du corps, et débutant en général d'une manière soudaine ; fièvre, soif ardente, diarrhée ; rarement constipation passagère ; enfin, l'ensemble des phénomènes graves que nous avons rapportés dans la dernière relation.

Toutes les épidémies n'ont pas présenté cette bénignité relative ; celle de Hettstædt en fournit une preuve déplorable [1]. Un seul porc, abattu le 10 octobre 1863, paraît avoir occasionné tous les désastres ; cent trente individus furent infectés. Le maître boucher qui avait mangé de la viande de cet animal, avec tous les gens de sa maison, est mort, ainsi que son garçon ; la femme, les deux filles, une servante et un homme de journée ne succombèrent point, mais furent gravement malades. Dans une autre maison, six personnes ont mangé de la *chair de saucisse* hachée et non cuite : peu d'instants après le repas elles sont toutes tombées malades et quatre d'entre elles ont succombé.

[1] Rupprecht. *Die Trichinenkrankeit im Spiegel der Hettstædter Endemie betrachtet.* — Hettstædt, 1864.

Ces événements malheureux se sont reproduits, en proportions variables, dans les différentes localités que nous avons désignées. A Corbach, capitale de la principauté de Waldeck, l'affection se borna à trois membres d'une même famille qui avaient mangé de la viande d'un porc récemment tué. On adressa des muscles de l'animal au professeur Zenker [1]; il les trouva remplis de trichines.

L'épidémie observée par le docteur Landois [2] figure parmi celles qu'on cite comme exemples, mais la réalité du fait n'a pas été rigoureusement démontrée.

La maladie apparut dans l'île de Rugen au commencement de 1861; une douzaine d'individus furent atteints, vivant tous sur des domaines peu distants les uns des autres, et, à ce qu'on suppose, ayant mangé d'un porc tué dans une des fermes ; les symptômes dominants furent : l'œdème des paupières et du visage, plus rarement l'œdème des membres, de la fatigue, un peu de fièvre, de l'anorexie et des douleurs musculaires; tous les malades guérirent.

L'épidémie de Calbe, décrite par le docteur Simon [3], dura du milieu de juin au milieu de juillet 1862; elle atteignit trente-huit personnes sur une population de douze cents habitants, neuf hommes, vingt-cinq femmes et quatre enfants; il y eut huit décès : six femmes, un enfant et un homme. Le 25 août, les autres étaient guéris ou sur le point de l'être.

Il résulte de l'enquête qui fut faite que tous les habitants infectés avaient acheté de la viande chez un seul boucher qui, lui-même, était tombé malade, ainsi que sa fille; c'est sa femme qui avait succombé avec les symptômes caractéristiques.

La ville de Leipzig [4] vit aussi éclater dans ses murs une

1 *Waldeck und Zenker, Jahresbericht der Gesellschaft für Natur- und Heilkunde in Dresden,* 1863, p. 49.

2 Landois. *Deutsche Klinick,* 1863, nos 4 et 8.

3 G. Simon. *Preussische Medicinal- Zeitung,* 1862, nos 38, 39.

4 E. Wagner. *Archiv für Heilkunde,* 1864, p. 183.

petite épidémie de trichinose; elle débuta, le 7 novembre 1863, chez un homme qui, vers le milieu d'octobre, avait été à Hettstædt; il alla consulter le docteur Wagner qui reconnut aussitôt les symptômes de la trichinose, bien que le malade soutint qu'il n'avait pas mangé de viande de porc crue; mais, plus tard, lorsqu'il était déjà convalescent, il se rappela avoir fait un repas à Hettstædt où on avait servi de cet aliment.

Quatorze malades furent atteints pendant le cours de cette épidémie qui dura jusqu'à la fin de janvier 1864.

La plus grave de toutes les épidémies connues jusqu'à présent est celle de Hedersleben, bourg de deux mille habitants, près de Quedlinbourg; trois cents personnes tombèrent malades et quatre-vingts succombèrent; ce dernier chiffre a été singulièrement exagéré par plusieurs journaux; celui que j'assigne est donné par le professeur Virchow qui, indubitablement, est exactement informé.

Cette grave épidémie, qui a duré plus de huit mois, vient enfin de cesser à la fin de février 1866.

Nous avons déjà cité l'histoire d'un jeune matelot qui fut admis à l'hôpital de Hambourg le 16 avril 1862, et y succomba peu de jours après, le 24 du même mois. Ce fait se rattache à une épidémie exceptionnelle qui prit naissance en pleine mer.

Quelques jours après leur arrivée à Hambourg, plusieurs matelots souffrirent de douleurs qui furent considérées comme rhumatismales : le charpentier seul eut un peu de diarrhée, dont il fut promptement débarrassé; un autre matelot fut obligé d'entrer à l'hôpital, il y mourut le 27 avril; l'autopsie fit découvrir une broncho-pneumonie et de nombreux ulcères de l'intestin; on ne pensa point à s'assurer de l'existence des trichines. Mais la viande du porc abattu, examinée plus tard, contenait une foule de trichines enkystées; on eut ainsi l'explication des symptômes observés pendant la vie du malade.

Ces cas de mort sont remarquables par leur rapidité et surtout par l'absence de l'œdème de la face et des membres, symptômes qui, dans les épidémies postérieures, se sont presque constamment montrés.

Il faut noter que les accidents ont été provoqués par la chaire d'un porc élevé dans l'Amérique du sud, ce qui démontre péremptoirement l'existence fréquente des trichines dans cette partie du monde, puisque le professeur Leidy les avait déjà signalées, dès 1847, à Philadelphie, dans l'Amérique du nord.

Dans ce même hôpital de Hambourg, on avait aussi observé en 1851, chez un jeune garçon de douze ans, un cas d'œdème aigu de la face, avec contraction douloureuse des muscles des membres, et sueurs abondantes. Cet enfant était tombé malade, ainsi que tous les autres membres de sa famille, après avoir mangé du jambon; deux d'entre eux succombèrent.

Le chat de la maison, qui avait mangé de cette viande, en fut également victime. On supposa qu'il y avait eu empoisonnement par la viande, mais ne connaissant pas alors les trichines, on ne s'occupa point de cette question.

Cette même affaire fut reprise deux ans plus tard par M. Tungel, qui lui consacra un long article inséré dans les *Archives de Virchow* [1]; voici les renseignements qu'il obtint.

Un peintre, très-pauvre et chargé d'une nombreuse famille, avait appris qu'un boucher de Hambourg, qui faisait de fortes livraisons de viande à la marine, avait quelquefois des jambons qu'il vendait très-bon marché et qui, cependant, étaient bien préparés. Au mois de juin 1861, l'administration lui ayant refusé une certaine quantité de ces jambons comme insuffisamment salés, il les vendit aux habitants de la ville, en prévenant, toutefois, les acheteurs qu'ils n'étaient pas d'une qualité supérieure.

Le peintre acheta, le 8 juin, un de ces jambons. Peu de

[1] Tungel. *Virchow's Archiv*, 1863, vol. XXVII, p. 421.

temps après en avoir mangé, il tomba malade ainsi que plusieurs autres personnes qui avaient partagé son repas : leur maladie ayant été attribuée au jambon malsain, on en fit enterrer le reste le 28 juin.

Le peintre et sa femme étant morts, on déterra le jambon le 14 juillet, afin de l'examiner. Il contenait des larves de mouches et plusieurs parties présentaient un commencement de putréfaction.

On se livra immédiatement à des recherches chimiques, qui furent poursuivies jusque dans les intestins des cadavres, pensant y découvrir un poison métallique ; le résultat ayant été nul, on attribua alors la mort à l'action du *Schinkengift* (poison du jambon).

La supposition d'un poison propre au jambon, au cervelas et autres préparations de la viande de porc, a fait commettre de graves injustices et occasionné la ruine de plusieurs bouchers qui, eux-mêmes, étaient souvent les premières victimes de la viande qu'ils vendaient : accusés par la voix publique, leur maison a été désertée, leur commerce ruiné et ils durent quitter la ville où ils étaient établis. En découvrant la véritable cause des accidents, les savants auront encore rendu un service important en faisant cesser, à l'avenir, une partie de ces erreurs regrettables.

§ III. — Description générale de la maladie.

Les recherches historiques et surtout les observations particulières des différents cas de trichinose permettent, aujourd'hui, de donner un tableau complet de la maladie ; elles servent aussi à expliquer la variété des symptômes selon la période de l'infection, à déterminer la cause des accidents, enfin à fixer le diagnostic et le pronostic.

Les effets produits par l'ingestion de la viande infectée varient nécessairement selon la quantité d'helminthes introduits dans les intestins, l'impressionnabilité de la personne malade et le temps écoulé depuis l'invasion. Aussi tous les auteurs ont-ils établi plusieurs périodes pendant le cours de la maladie; les uns en ont admis trois, les autres quatre, et même quelques-uns en ont adopté cinq : nous pensons que l'ensemble des faits nécessite l'admission de quatre périodes.

Première période. — Elle dure huit à dix jours ; la viande trichineuse, introduite dans l'estomac, passe de là dans les intestins; les kystes se rompent, les larves grandissent et arrivent à l'état complet de trichines. Ces transformations sont accompagnées de phénomènes qui se manifestent pendant ces premiers jours.

Chez le plus grand nombre des personnes aucun effet ne se produit le premier jour ; quelques-unes, mais exceptionnellement, ressentent du malaise, vomissent et éprouvent les signes d'une indigestion. Si la viande, mal fumée ou mal salée, présentait un commencement de putréfaction, des accidents plus graves pourraient se produire et constituer cette sorte d'empoisonnement, appelé en Allemagne *Wurstgift* (poison du saucisson) qui, quelquefois, amène la mort. Habituellement c'est vers le troisième ou quatrième jour que les accidents suivants se manifestent :

Perte d'appétit, dégoût, envies de vomir, malaise général, fatigue, courbature, soif, évacuations alvines plus ou moins répétées, puis diarrhée et fièvre.

Cette période n'offre aucun caractère spécial pouvant la séparer d'une irritation habituelle de l'estomac et des intestins qui serait produite par une cause accidentelle, mais elle répond parfaitement aux phénomènes d'évolution des trichines introduites dans les organes ; en effet, ces helminthes, dont le nombre est souvent prodigieux, irritent la membrane muqueuse et déterminent l'apparition de tous les symptômes d'une inflammation gastro-intestinale à son début.

Deuxième période. — Elle répond à la naissance des embryons qui, jetés par millions dans l'intestin, en percent les parois et provoquent l'aggravation de tous les symptômes : la fièvre devient violente, le pouls bat 120 à 130 fois par minute, la circulation capillaire est troublée, l'œdème de la face commence, débutant souvent par les paupières, cependant il peut manquer, ainsi que le constatent les deux premières observations de maladie rapportées plus haut; la soif est ardente, les lèvres et la langue se dessèchent et noircissent; des sueurs abondantes apparaissent, il y a des alternatives de diarrhée et de constipation, l'intelligence reste libre au milieu de cette scène de désordres.

Cette seconde période dure aussi de huit à douze jours.

Troisième période. — Les embryons ont percé les intestins, ils se répandent sur les membranes séreuses abdominale et thoracique et, de là, pénètrent dans les muscles. C'est alors que commencent les douleurs musculaires, elles augmentent rapidement et deviennent atroces; les muscles des membres supérieurs se contractent, les bras sont à demi fléchis, tout effort pour les étendre fait pousser des cris ; les muscles pectoraux, gênés dans leurs mouvements, rendent la respiration difficile ; les trichines qui pénètrent dans la langue et le larynx gênent la déglutition et amènent l'affaiblissement de la voix ; le malade reste immobile dans son lit, des eschares surviennent aux parties comprimées; l'infiltration augmente ; l'eau s'épanche dans l'abdomen, les membres inférieurs acquièrent un volume quelquefois énorme, les douleurs sont incessantes, les urines diminuent, les sueurs sont abondantes, l'insomnie persistante; l'intelligence, malgré le supplice permanent du malade, reste intacte : les muscles des membres se gonflent, présentent une élasticité qui les a fait comparer au caoutchouc; quelquefois le malade éprouve une envie passagère de manger ; mais bientôt tous les symptômes s'aggravent, la diarrhée augmente, la soif est inextinguible, des cauchemars surviennent, quelquefois le délire est permanent; enfin, l'épuisement met fin à cette position affligeante après six semaines, deux mois et quelquefois plus.

Quatrième période. — Les accidents de la troisième période, quoique très-violents, fort souvent, n'atteignent pas toujours le terme fatal ; ils s'arrêtent et prennent une marche décroissante, soit sous l'influence de la forte constitution du malade, soit parce que le nombre de trichines ingérées n'a pas été très-considérable. Les phénomènes gastriques s'améliorent, l'appétit reparaît, la diarrhée cesse ; la fièvre, les douleurs musculaires et l'œdème diminuent : c'est après un mois et demi ou deux mois que ces heureux symptômes apparaissent, ce qui correspond à *l'époque de l'enkystement des trichines.* Lorsque ce phénomène est accompli, les trichines ne sont plus en contact immédiat avec les muscles, les capsules les en séparent ; celles-ci s'épaisissent, s'incrustent de sels calcaires et restent indéfiniment à l'état de corps étrangers sans occasionner aucune gêne des mouvements.

Pendant la convalescence, qui est longue, les cheveux tombent, souvent les ongles se détachent, quelquefois aussi de grands lambeaux d'épiderme se séparent, phénomène que nous avons signalé dans notre première observation.

Complications. Nous avons isolé, en quelque sorte, la maladie de tous les incidents qui peuvent surgir pendant sa durée ; or, il est fréquent de constater des épanchements pleurétiques, des pneumonies, des éruptions cutanées, des furoncles et des eschares qui surviennent à la région des trochanters et au sacrum.

Autopsies. Lorsque la mort vient à terminer les souffrances du malade, on trouve dans les organes la trace matérielle des désordres qu'on a constatés pendant la vie ; les intestins sont enflammés, rouges et quelquefois ulcérés ; les mucosités qu'ils contiennent sont grises, visqueuses et abondantes ; rarement on y trouve des trichines adultes, elles ont été expulsées par les selles, et les embryons ont commencé leur migration ou sont déjà logés dans les muscles : le foie, la rate, les ganglions mésentériques, à moins de maladie antérieure, conservent leur aspect normal ; si les poumons, la plèvre, ont été malades, on trouve des lésions aux organes respiratoires, ou un épanchement dans la membrane séreuse ; mais ces désordres n'ont rien de spécial, rien de caractéristique ; les recherches microscopiques seules peuvent venir confirmer le pronostic qui a été porté ; il faut alors prendre quelques fibres du diaphragme ou d'un des muscles du cou, et les placer sous le microscope pour y découvrir les trichines.

Ajoutons, pour compléter cet examen nécroscopique, qu'on n'a jamais trouvé de trichines dans les vaisseaux sanguins, ni dans le sang lui-même ; que les reins, la vessie et le cerveau sont habituellement dans un état parfait d'intégrité.

§ VI. — Pronostic.

Il est impossible de nier la gravité de la trichinose ; on ne saurait, d'un autre côté, admettre sans contrôle les exagérations inventées par la rumeur publique et que les journaux, mal informés, s'empressent de répandre ; donnons des chiffres afin de préciser rigoureusement le nombre des pertes.

La plus bénigne des épidémies, celle de Plauen, compte 3 morts sur 30 cas (10 p. 100) ; celle de Calbe, 8 sur 38 (21 p. 100) ; de Hettstædt, 27 sur 158 (18 p. 100) ; celle de Burg, 11 sur 50 (22 p. 100) ; la plus grave, celle de Hedersleben, 80 sur 300 (27 p. 100) [1].

Ces événements sont fort regrettables sans doute, mais ils sont loin d'atteindre les proportions désastreuses occasionnées par les épidémies de typhus, de choléra, de fièvres intermittentes pernicieuses et même de dyssenterie ; il est d'ailleurs souvent impossible de se soustraire à l'influence des miasmes de ces dernières maladies,

[1] Nous négligeons les fractions.

tandis qu'avec des soins faciles et vulgaires, on peut éviter les atteintes de la trichinose.

Le danger de la maladie dépend évidemment du degré d'infection que le malade a dû subir, et par suite de la gravité des accidents ; ils ont été sérieux à Calbe, où 8 personnes sont mortes sur 38 atteintes, et fort légers à Rugen où la mortalité a été nulle.

La constitution du malade, ses antécédents, son âge sont encore des circonstances qui peuvent modifier le pronostic ; les femmes et les enfants semblent plus exposés que les hommes à être victimes de la maladie, si on adopte pour éléments de calcul, les données fournies par la statistique que la science possède jusqu'à ce jour.

Maintenant, peut-on regarder comme guéri le malade qui a échappé aux accidents primitifs et dont les muscles, cependant, sont remplis de trichines enkystées ? L'expérience n'a pas suffisamment prononcé sur ce point ; mais on sait qu'en faisant des autopsies on a fréquemment rencontré des sujets dont la mort a été déterminée par des causes étrangères à la présence des trichines, et chez lesquels, cependant, les kystes calcaires existaient en nombre incalculable.

§ V. — Des erreurs de diagnostic et des maladies avec lesquelles la trichinose peut être confondue.

Il est facile de comprendre qu'à l'apparition de la trichinose, sous forme épidémique, des erreurs de diagnostic aient dû être commises ; les médecins, ignorant la véritable cause du mal, ont cherché à rattacher à l'une des maladies connues les symptômes qu'ils observaient. Ils ont d'abord été frappés des dérangements de l'estomac et des intestins, et ils ont cru à une *fièvre gastrique* et même à une *fièvre typhoïde ;* lorsque la diarrhée était dominante, comme dans l'épidémie de Hettstædt, ils ont admis l'existence de la *cholérine*. A Magdebourg, quelques médecins, s'attachant spécialement à l'infiltration séreuse sous-cutanée, ont désigné la maladie sous le nom d'*œdème aigu épidémique du tissu cellulaire sous-cutané* (scleroma adultorum [1]); à Blankenbourg l'erreur a été encore plus complète, la maladie a été prise pour la *grippe* et décrite sous ce nom [2]. Très-fréquemment la trichinose a été considérée comme une forme de la *fièvre rhumatismale,* et dans quelques cas enfin on a cru à l'existence d'un tétanos.

Nous avons dit (page 65) que les jambons et les saucissons ont été assez fréquemment accusés, en Allemagne, d'avoir occasionné des accidents graves, et même la mort; ce qui est attribué à une espèce de poison nommé *Schinkengift* (poison du jambon) et *Wurstgift* (poison du saucisson). On a beaucoup discuté sur ce principe toxique, mais on n'est pas parvenu à préciser la nature de cet agent. « Voici, dit M. Dengler, les documents que nous avons puisés dans l'ouvrage de M. Van Hasselt (*Thiergifte,* p. 136, 1862) :

« Le *Wurstgift,* dont on n'a pas encore pu découvrir la composition, a pour principe toxique, d'après certains auteurs, l'acide cyanhydrique; d'après d'autres, l'acide carbazotique (picrique, $C^{12} H^{3} (Az\ O^{4})^{3}\ O,Ho$), ou l'acide sébacique; d'après MM. Buchner et Kerner, l'acide botulinique, et, selon M. Heller, la *Sarcina noctiluca* (*Journ. méd. chir.*, Bruxelles, 1854).

» Ce poison exerce le plus souvent son action dans l'est de l'Allemagne et surtout dans le Wurtemberg; il a été spécialement signalé en 1793. Depuis cette époque, jusqu'en 1827, on a observé, dans ces contrées, deux cent trente-quatre cas d'empoisonnement, dont cent dix furent mortels; depuis 1827 jusqu'à 1853, sur quatre cents cas, il y a eu cent cinquante morts [3]. »

[1] *Deutsche Klinick*, 1862, n° 2.
[2] *Deutsche Klinik*, 1862, n°s 49, 50, 51.
[3] Dengler. *Dissert. inaugur.*, p. 66. — Strasbourg, 1863.

Voici maintenant les symptômes : Les accidents commencent après douze à vingt-quatre heures de l'ingestion du poison, très-rarement après quatre à cinq jours : sécheresse extrême de la bouche, langue très-chargée, pharynx rouge, difficulté d'avaler, aphthes dans la bouche, haleine fétide, nausées, vomissements jaunes, visqueux et amers, constipation, vertiges, céphalalgie, jamais de fièvre.

Plus tard les accidents s'aggravent et l'on remarque des symptômes de paralysie ; chute des paupières, troubles nerveux de la vision, diplopie, amblyopie, puis aphonie, toux rauque, dysphagie poussée quelquefois jusqu'à l'aphagie, pulsations du cœur faibles, à peine perceptibles, respiration ralentie, sécrétions et excrétions diminuées, température du corps au-dessous de 37° centigrades; sensibilité émoussée, surtout au bout des doigts ; mouvements difficiles ; intelligence généralement nette.

La maladie dure de quinze jours à trois semaines ; elle se termine par des douleurs articulaires, des abcès froids, une constipation opiniâtre, enfin la mort. Dans les cas les plus nombreux, les accidents diminuent progressivement et la convalescence s'établit franchement.

En comparant cet ensemble de symptômes à ceux de la trichinose, il est évident qu'il existe des différences très-marquées, mais les faits ont-ils été bien observés ? N'a-t-on pas un peu modifié les traits du tableau pour établir une séparation tranchée entre ces deux maladies qui, peut-être, n'en forment qu'une seule ? Ce qui peut porter à admettre cette pensée, c'est que depuis qu'on a découvert les trichines on ne parle plus du *Schinkengift* ni du *Wurstgift,* et qu'en revisant les cas de mort attribués à ce poison, on a reconnu plusieurs erreurs ; notamment l'histoire du peintre et de sa femme, dont nous avons parlé page 64, dont la mort était attribuée au *Schinkengift,* et que le docteur Tungel a rattachée plus tard à la trichinose, après avoir recueilli avec grande exactitude tous les détails de cet événement. Il en est de même de ce matelot, arrivé de Valparaiso à Hambourg, dont la mort fut attribuée à l'empoisonnement, jusqu'à ce que le docteur Trimm eut examiné la viande conservée du porc abattu et découvert dans les fibres musculaires un grand nombre de trichines enkystées.

Tout récemment, le docteur Le Roy de Méricourt, professeur aux écoles de médecine navale, a publié une *note tendant à démontrer l'identité probable de l'acrodynie et de la trichinose*[1]. Voici comment l'auteur expose l'origine de sa pensée : « Me livrant dernièrement, dit-il, à des recherches sur la singulière maladie qui a été observée pour la première fois dans l'Inde, de 1825 à 1826, pendant la guerre des Birmans, et qui a été décrite, spécialement par Malcolmson, sous le nom de *Burning of the feet* (brûlure des pieds), je dus lire, avec soin, les divers articles ou mémoires relatifs à l'*acrodynie,* maladie épidémique non moins singulière, avec laquelle le *burning of the feet* présente quelques points de contact. A mesure que j'acquérais des notions plus complètes sur la mystérieuse maladie qui régna à Paris de 1828 à 1830, je fus frappé des analogies évidentes qu'elle offrait elle-même avec les épidémies si bien étudiées en Allemagne, dans ces dernières années, et dont le microscope est venu montrer la cause évidente dans la présence des *trichines,* au sein des personnes atteintes. Comme on le sait, malgré les investigations les plus persévérantes et les plus minutieuses des nombreux médecins qui furent appelés à traiter, à l'époque où elle sévissait, *la maladie épidémique de Paris,* on est resté, jusqu'à ce jour, dans l'incertitude la plus profonde sur l'étiologie et sur la nature de l'*acrodynie.* »

L'auteur examine ensuite les symptômes de ces deux maladies ; il les compare et il démontre, en effet, qu'ils ont entre eux une grande analogie ; mais il se trompe lorsqu'il range au nombre des cas d'*acrodynie,* les acci-

[1] *Gazette hebdomadaire de médec. et de chirurg.*, Paris, 3 novembre 1865, p. 692.

dents observés en Crimée et à Constantinople : les hommes qui en étaient atteints étaient tous épuisés par la fatigue, les veilles, la diarrhée ; ils n'avaient point d'œdème ; les autopsies faites par M. Tholozan, et auxquelles j'ai souvent assisté en ma qualité de médecin chef, nous ont montré les muscles de la région plantaire d'un rouge pâle, amaigris, et les organes digestifs dans l'état le plus déplorable ; ces exemples ont été d'ailleurs peu nombreux.

Il semblerait que, dans l'état actuel de la science, il ne fut pas possible de confondre, chez le porc, la *ladrerie* avec la *trichinose;* cependant cette erreur est encore fréquente et nous la voyons reproduite dans les comptes rendus scientifiques des journaux politiques, et même dans quelques journaux de médecine ; la différence est cependant très-marquée. La ladrerie était connue de la haute antiquité ; Aristote en parle et je vais traduire textuellement le passage qu'il lui consacre. « Les porcs deviennent ladres ; ce » qu'on reconnaît à ce que les cuisses, le cou et les » épaules ont la chair plus humide et de nombreux bou- » tons ; s'il y en a peu, la chair est douce ; s'il y en a » beaucoup, elle est fort humide et insipide. On reconnaît » facilement ceux qui deviennent ladres, ils ont des bou- » tons transparents à la partie inférieure de la langue [1] : » si on arrache les soies du dos, on remarque du sang à la » racine de chaque poil enlevé ; les porcs ladres ne peu- » vent pas se tenir sur leurs membres postérieurs ; ils ne » deviennent pas ladres aussi longtemps qu'ils tettent à » la mamelle [2]. »

On doit reconnaître facilement que ces signes n'ont pas d'analogie avec ceux de la trichinose, maladie qui, d'ailleurs, n'est connue que depuis cinq ans.

On a cru qu'on pourrait constater l'existence des trichines sur l'homme vivant en examinant l'intérieur de la bouche, à l'imitation de ce qu'on fait chez le porc dont on

[1] χαλαζαι, grêlons, *grandines* des latins ; boutons de la ladrerie.

[2] Aristote, *De histor. animalium,* lib. VIII, cap. XXI.

soulève la langue, en la tirant, pour découvrir les boutons transparents de la ladrerie, situés au-dessous et à la base de l'organe; mais les expériences n'ont pas réussi. M. Welker, de Halle, trouvant trop douloureux les procédés explorateurs employés sur l'homme vivant pour découvrir les trichines, a proposé de les rechercher à la partie inférieure de la langue, à côté du frein, espérant les apercevoir, à l'aide d'une loupe, à travers la membrane muqueuse très-fine en cette partie; c'était une erreur, les tentatives n'ont pas eu de succès. Il en a été de même du procédé de M. Küchenmeister qui pensait en trouver dans les gencives. Jusqu'à ce jour on ne connaît aucun signe qui puisse indiquer, avec certitude, la présence des trichines sur l'homme ou sur les animaux vivants.

CHAPITRE CINQUIÈME.

DU TRAITEMENT MÉDICAL ET DES MESURES PRÉVENTIVES.

§ I. — Traitement médical.

Deux indications sont à remplir pendant le cours de l'infection trichineuse : 1° s'opposer au développement des accidents; 2° les combattre lorsqu'on n'a pas réussi à les prévenir.

Il est rare que les circonstances permettent d'agir immédiatement après l'ingestion de la viande trichineuse; généralement les malades ignorent l'existence du danger, ce n'est qu'au moment où les troubles surviennent qu'ils commencent à le soupçonner; la médication doit alors varier selon la situation des choses.

Est-on tout à fait au début? les aliments sont-ils encore dans l'estomac? Il est évident qu'il faut faire vomir aussitôt, c'est le seul remède à administrer; pour y parvenir, on peut recourir à tous les moyens connus en médecine pour atteindre ce but.

Les trichines sont-elles dans l'intestin? Ce sont les purgatifs qu'il faut donner, en accordant la préférence à l'huile de ricin, qui a été considérée comme pouvant exercer une double action, celle d'évacuant d'abord, puis celle d'obstruant des pores des trichines. C'est dans le même but que la glycérine a été recommandée, ainsi que l'huile d'amandes douces qui, au dire du docteur Colberg, tue les trichines au bout d'une heure.

La plupart des médecins ne se sont point bornés à l'emploi des évacuants, ils leur ont associé les vermifuges : tels que la santonine, l'huile de fougère éthérée, l'écorce de grenadier, le kousso, etc. Le professeur Küchenmeister recommande le traitement suivant : le premier jour, calomel et jalap ; le lendemain, poudre de jalap et poudre de fougère mâle, de chacune 2 à 8 grammes. Si le malade, à la suite de cette médication, n'a pas six ou sept selles liquides au moins, l'auteur fait répéter la même dose une fois encore; il complète le traitement en administrant plusieurs fois de suite l'huile de térébenthine de Venise [1].

Beaucoup d'autres remèdes ont été essayés, notamment le camphre à haute dose, intérieurement et extérieurement, le bichlorure de mercure ou le mercure soluble de Hahnemann, le soufre, le phosphore, l'arsenic (solution de Fowler), le chloroforme, l'alcool, le sel de cuisine, etc., tout a échoué; enfin MM. Leuckart et Mosler [2] ont appelé l'attention des médecins sur la *benzine* comme ayant une efficacité réelle contre les trichines. M. Rodet a répété ces expériences et il déclare que le résultat a dépassé son attente [3]. Voici le mode d'administration chez l'homme : dix gouttes mêlées à une infusion de menthe, de trois heures en trois heures; il ne faut pas dépasser quarante

[1] Küchenmeister. *Deutsche Klinik*, n° 5, 1861.

[2] Fried. Mosler. *Helminthologische Studien und Beobachtungen*. — Berlin, 1864. Article reproduit dans *Archives générales de médecine*, sixième série, t. II, 1864.

[3] H. Rodet. *De la trichine et de la trichinose*. Dissert. inaug., 1865.

gouttes ; au delà de cette dose il survient des renvois, des nausées, du vertige et de la fièvre.

M. Rodet a administré la benzine, en capsules, à des lapins et à un chat, et il déclare qu'après la mort de ces animaux, qu'il avait infectés, il n'a retrouvé, après neuf et même treize jours, aucune trichine ni dans les intestins ni dans les muscles.

Malgré les espérances données par les auteurs, on ne saurait encore accorder à ce moyen une efficacité suffisante pour le considérer comme un spécifique. De nouvelles recherches sont nécessaires ; d'ailleurs, M. Rodet, lui-même, avoue (p. 51) avoir trouvé des trichines enkystées et vivantes chez un lapin auquel il a donné, pendant treize jours, 30 centigrammes et même 1 gramme 20 centigrammes de benzine ; cette dernière dose est la plus forte que l'animal ait pu supporter ; il y avait trente-deux jours qu'il était trichiné lorsqu'il a été sacrifié.

Malgré la diversité des moyens employés, il faut reconnaître qu'on ne compte pas encore de succès évident, ce qui s'explique par la vitalité exceptionnelle de la trichine, par sa ténuité extrême qui lui permet de se soustraire au contact de tous les médicaments qui pourraient agir sur elle, en se logeant sous un des replis de la membrane muqueuse intestinale ; enfin, par son affligeante fécondité qui permet à cent trichines épargnées par les remèdes de donner naissance à cent mille embryons.

Peut-on espérer être plus heureux plus tard, lorsque les trichines ont envahi les muscles ou quand elles sont enkystées ?

Nous avons rapporté (page 48) l'observation du docteur Friedreich, qui fit grande sensation au moment où elle parut ; le malade guérit et le médecin crut avoir découvert un remède efficace contre les trichines déjà parvenues dans les muscles ; ce remède était le *picronitrate de potasse* [1] ;

[1] Sel double composé de picrate de potasse et de nitrate de potasse ; en voici la formule :

$$[C^{12}H^{2}(AzO^{4})^{3}O\ KO].$$

sous l'influence de son administration, tous les tissus de l'organisme se colorent en jaune intense et les urines prennent la même teinte, ce qui prouve que le remède pénètre dans le sang et dans la profondeur des tissus.

Le picronitrate a une saveur très-amère, fort persistante; il a été administré en Allemagne à la dose de 15 à 20 centigrammes par jour, et cependant cela n'a pas suffi pour détruire les trichines, les recherches ultérieures l'ont démontré sur plusieurs hommes qui avaient succombé à la maladie.

Des expériences directes sur les animaux ont été entreprises par le docteur Friedler pour constater l'action du picronitrate sur les trichines; elles ont démontré que ce sel, même à haute dose, ne tue ni les trichines des intestins, ni celles des muscles; de plus, il exerce une influence toxique sur les animaux auxquels on l'administre; sept lapins, auxquels le docteur Friedler donna le picronitrate de potasse ou de soude, moururent tous en peu de jours, et l'on trouva leurs muscles remplis de trichines vivantes et aptes à se reproduire [1]. Il faut donc reconnaître que, jusqu'à ce jour, nous ne connaissons comme moyens parfaitement efficaces et certains que les mesures préventives.

§ II. — Des mesures sanitaires préventives.

Abordons maintenant les mesures sanitaires préventives; mais, auparavant, examinons quelle est la gravité et l'étendue du mal: cette étude, en présentant les faits sous leur véritable jour, affaiblira probablement les craintes répandues dans le public.

Peut-on reconnaître l'existence des trichines sur un porc vivant et ayant toutes les apparences de la santé? Jusqu'à ce jour, cette possibilité n'existe pas; on pourrait, il est vrai, se servir du trois-quarts de Middeldorpff, dont

[1] Friedler. *Wirchow's Archiv*, t. XXVI, p. 573.

nous avons déjà parlé, mais cette expérience ne suffirait pas pour donner une garantie complète. Voici un fait, rapporté par le professeur Virchow, qui servira à démontrer combien les apparences peuvent être trompeuses.

Un horloger, nommé Ahrendts, de la petite ville de Muncheberg, dans le Brunswick, acheta, au commencement de l'année 1865, un jeune porc, âgé de trois mois; il l'éleva lui-même, lui donnant une nourriture composée d'un peu de betteraves, et principalement de pommes de terre et de farine; ce porc n'est pas sorti de sa cour; il fut tué le 17 novembre 1865. Cet animal paraissait tout à fait sain, il était calme, doux, et s'est engraissé facilement.

C'est le 22 novembre que le propriétaire, M. Ahrendts, a mangé le premier saucisson fait de ce porc, il a continué à en manger, de temps à autre, deux saucissons par jour jusqu'au 4 décembre. Pendant cet intervalle sa santé n'a pas été troublée; mais à partir du 8 décembre, il a commencé à éprouver de nombreux dérangements qui l'ont forcé à appeler un médecin; ce docteur a soupçonné de suite que les accidents étaient produits par la présence des trichines; pour s'en assurer, il a remis aussitôt un morceau de cette viande à l'apothicaire Reichert, qui l'examina microscopiquement, et reconnut qu'elle contenait une notable quantité de trichines; il envoya, en outre, des échantillons de ces saucissons à M. Virchow, qui les présenta à l'assemblée des maîtres bouchers de Berlin, le 15 décembre 1865; ce savant professeur montra que les trichines étaient déjà enveloppées dans des capsules et qu'elles étaient vivantes.

Le malade a survécu, il a rédigé lui-même son observation, et l'a remise à M. Reichert, qui l'a communiquée à M. Virchow.

Ce fait offre un grand intérêt, car il prouve que, malgré les précautions les plus soigneuses, le porc qu'on achète, quoique bien jeune, peut être déjà trichineux, et n'éprouver cependant aucun dérangement qui pourrait avertir l'acheteur.

M. Virchow nous transmet encore d'importants renseignements concernant la multiplicité des cas de trichines; les documents qu'il a présentés à l'assemblée des bouchers de Berlin, sont officiels; ils offrent, par conséquent, toute garantie d'exactitude.

Depuis le mois de décembre 1863, les autorités de la ville de Brunswick ont ordonné que l'examen microscopique de la viande de porc serait obligatoire; et que, dans ce but, chaque porc serait examiné par des médecins délégués à cet effet. C'est le collége sanitaire de la ville qui a désigné les médecins et a fixé, pour ce service, des honoraires très-modérés. Il résulte de ces recherches que depuis le mois de décembre 1863 jusqu'au mois de décembre 1865, 30000 porcs ont été examinés; sur ce nombre, on n'a trouvé que *deux cas* de trichines; ce qui donne un cas positif sur 15000 observations négatives.

Mais les proportions sont loin d'être toujours aussi favorables. Dans la ville de Blankenbourg (duché de Brunswick), où l'examen obligatoire de la viande de porc a été adopté plus tard, on a trouvé quatre cas de trichines sur sept cents porcs tués.

Dans la province de Saxe, appartenant à la Prusse, la proportion a été encore plus forte : dans un petit bourg, à Ermsleben, près de Hedersleben, on a constaté, en peu de temps, trois exemples de porcs trichineux; enfin on en trouve quelquefois un sur cent ou deux cents.

Cette diversité dans les faits observés ne permet pas d'établir une moyenne proportionnelle entre les porcs sains et les porcs infestés de trichines, aussi a-t-on été obligé de les examiner tous afin de ne pas commettre des erreurs regrettables.

Pour parvenir à résoudre les difficultés que nous venons de signaler, plusieurs gouvernements ont fait faire des expériences directes. Le docteur Fürstenberg a été chargé de recueillir les observations des porcs trichinés artificiellement et élevés dans les bâtiments de l'académie d'économie rurale d'Eldena ; des observations de même genre ont été faites dans une autre partie du pays par le professeur Kühn. Tous deux ont répondu négativement au ministre qui avait posé la question suivante : Y a-t-il des symptômes caractéristiques, connus de la science, révélant l'existence de la maladie des trichines chez le porc vivant ?

Quelques personnes ont avancé, il est vrai, que le porc atteint par les trichines éprouve de la faiblesse musculaire, qu'il tire le train de derrière, qu'il a peu d'appétit et refuse même quelquefois de manger ; mais ce sont là des cas exceptionnels, passagers, sur lesquels on ne pourrait s'appuyer avec certitude pour affirmer l'existence des trichines, car peu de temps après toutes les fonctions se rétablissent, les porcs se développent et engraissent. Cependant le docteur Hertwig rapporte qu'il résulte des expériences faites sur quatre jeunes porcs, à l'école vétérinaire de Berlin, et qui furent trichinés artificiellement, que tous quatre tombèrent malades et que l'un d'eux mourut : l'examen microscopique constata l'existence de millions de trichines dans leurs corps.

Que faut-il donc faire, en cette occurrence, pour se préserver des dangers auxquels expose l'usage de la viande de porc, dangers trop réels, ainsi que le démontrent les exemples individuels et les épidémies que nous avons relatés.

Ce serait, en effet, une grande erreur de supposer que l'imagination a donné des proportions exagérées aux ravages de la maladie. Un porc trichiné suffit pour infester un grand nombre de personnes et il ne faut pas oublier que, dans le seul bourg de Hedersleben, dont la population ne dépasse pas le chiffre de deux mille habitants, trois cents individus ont été atteints et que quatre-vingts en sont morts.

La prudence exige donc qu'on prenne des précautions. Quelles seront-elles ? Elles peuvent être inspirées par trois situations différentes : 1° l'intérêt individuel ; 2° l'intérêt professionnel ; 3° l'intérêt général des populations.

1° *Intérêt individuel.* — La crainte d'un danger entraîne souvent les esprits aux mesures extrêmes. Beaucoup de personnes pensent, aujourd'hui, qu'elles doivent s'abstenir totalement de la viande de porc; c'est là, évidemment, une exagération. La seule chose qu'il faille proscrire c'est l'usage de la *viande crue.* Sur ce point l'abstention doit être absolue; elle sera facilement observée en France où cette habitude n'existe pas, même chez les individus les plus pauvres.

Des remarques multipliées ayant constaté que les trichines ne se fixent pas dans le lard pour s'y envelopper de la capsule qui les protége, il y a, par cela même, beaucoup moins de danger à manger du lard que de la chair musculaire. Dans tous les cas, et cette recommandation ne souffre point d'exception, la viande doit être cuite à une température assez élevée pour que les trichines périssent.

Quelle doit être cette température? Il faut d'abord remarquer que les trichines vivent, dans le corps des animaux, à une température constante de 37° centigrades; que, lorsqu'on les examine au microscope, elles ne commencent à s'agiter qu'à la température de 50° centigrades et qu'elles ne paraissent souffrir qu'à 56 ou 57° centigrades.

Plusieurs expériences directes ont été faites en Allemagne pour déterminer les degrés de température auxquels la viande doit être soumise pour qu'il y ait certitude de destruction complète des trichines.

Les plus récentes sont celles du docteur Hertwig; il les a signalées dans l'assemblée des bouchers tenue à Berlin, le 15 décembre 1865. Voici comment il s'exprime : « J'ai reçu de la viande trichineuse de divers lieux, je l'ai coupée en morceaux de la grandeur du pouce, je l'ai mise dans de l'eau en ébullition; puis, tenant la montre à la main, je l'ai fait cuire vingt-deux minutes pendant la première expérience; vingt-cinq minutes dans la seconde, et trente minutes durant la troisième. »

La viande crue avait été préalablement examinée et on

avait constaté que les trichines étaient vivantes et bien animées. Voici les résultats des expériences. Après vingt-deux minutes de cuisson, un petit morceau de viande mis sous le microscope laissa voir les trichines encore *vivantes;* mais après vingt-cinq et trente minutes d'ébullition, elles étaient mortes. Ces expériences ont été répétées par plusieurs savants, notamment par les professeurs Virchow, Rupprecht et Küchenmeister. Ils ont démontré que les trichines résistent, pendant un temps assez long, à une température de 100° centigrades n'atteignant que la partie extérieure de la viande.

Ces résultats se produisent surtout lorsqu'on fait cuire dans de l'eau bouillante de gros morceaux de viande ou de saucisson; les parties intérieures, n'étant pas suffisamment chauffées, n'arrivent pas au degré de coction nécessaire pour déterminer la destruction des trichines.

M. Küchenmeister a fait des expériences sur des morceaux de viande assez volumineux, il a constaté les faits suivants :

	TEMPÉRATURE A L'EXTÉRIEUR.	TEMPÉRATURE A L'INTÉRIEUR.
Après une demi-heure de cuisson. .	60°	55°
Trois quarts d'heure.	80°	63°
Une heure.	90°	75°

Les mêmes remarques doivent être faites pour les viandes rôties ou grillées, il arrive fort souvent que l'extérieur paraît bien cuit, tandis que l'intérieur est encore saignant.

Il en est encore ainsi pour les viandes salées, marinées ou fumées. Si ces diverses préparations, qu'on fait subir à la viande, ne sont pas complètes et prolongées, les trichines peuvent continuer à vivre, on en a des exemples nombreux.

Les trichines des muscles supportent également bien le froid. MM. Rupprecht et Leuckart les ont soumises à une température de 23 et de 25° centigrades au-dessous de zéro et elles ont résisté.

Mais, comment s'assurer que toutes les précautions

sanitaires ont été soigneusement prises, lorsqu'on abandonne ce soin à l'intérêt individuel? Évidemment il ne saurait y avoir sécurité complète; aussi, presque partout, en Allemagne, a-t-on adopté des mesures plus sérieuses et plus rassurantes.

2° *Intérêt professionnel.* — Les bouchers, qui généralement en Allemagne vendent aussi de la viande de porc, ont compris de bonne heure que leurs intérêts étaient sérieusement menacés, s'ils ne prenaient, eux-mêmes, des mesures propres à calmer les inquiétudes publiques.

Dans plusieurs villes, les bouchers se sont associés pour s'assurer réciproquement contre les pertes qu'ils peuvent éprouver et pour apprendre à découvrir les trichines dans la chair du porc. A Nordhausen, ils ont pris des leçons d'analyse microscopique près du docteur Kitzing; ils ont adopté des statuts réglementaires, par lesquels chaque membre de l'association s'engage à posséder un bon microscope, à concourir au payement d'une prime à celui qui trouve un porc trichineux, et en outre, à couvrir le prix d'achat de l'animal. Afin d'éviter toute tentative de fraude, ils ont élevé la prime à 50 thalers (187 fr. 50 c.), et ont fixé la valeur du porc d'après son poids, en y ajoutant 6 centimes par livre au-dessus du prix courant du marché.

A Brunswick, où l'examen de chaque porc est forcé par l'autorité, les bouchers ont formé entre eux une compagnie d'assurances contre les pertes.

Dans la capitale de la Prusse, à Berlin, la corporation des bouchers a décidé que son chef, M. Oppen, inviterait plusieurs médecins et un vétérinaire à se réunir pour leur donner des instructions et répondre aux questions qui leur seraient adressées[1].

Les personnes invitées étaient le professeur Virchow,

[1] *Stenographischer Bericht, etc.,* c'est-à-dire *Rapport sténographique de la discussion sur la question des trichines dans l'assemblée du corps de métier des bouchers de Berlin* (15 décembre 1865), avec adjonction de MM. les docteurs Virchow, etc., in-8°. — Berlin.

les docteurs Hertwig, Cohnheim et le médecin vétérinaire Urban. La réunion a eu lieu à Berlin, le 15 décembre 1865, sous la présidence du chef de la corporation des bouchers, qui en a très-bien exposé les intentions et le but, et qui, immédiatement après une courte allocution, a donné la parole à M. Virchow.

Toutes les questions qui se rattachent à l'origine des trichines, aux moyens de les reconnaître chez le porc, et de combattre les effets pernicieux qu'elles produisent chez l'homme, ont été successivement examinées avec talent et en grand détail. Le président a terminé la séance en adressant des remercîments à MM. les médecins; puis leurs déclarations ont été publiées en une brochure de trente-huit pages in-8°, dont nous avons donné le titre et analysé le contenu.

Ces efforts individuels méritent, sans doute, d'être encouragés, mais ils n'inspirent pas une confiance absolue; les observateurs peu habitués au maniement du microscope peuvent se tromper; les uns ne découvrent pas les trichines lorsqu'elles existent; les autres en trouvent lorsqu'il n'y en a pas. M. Virchow cite l'exemple d'un médecin, habitant Quedlinbourg, mais à qui manquait l'habileté pratique, qui a prétendu qu'un morceau de porc, qui lui fut envoyé pour être vérifié, contenait des trichines, tandis que ce qu'il prenait pour de jeunes trichines n'étaient que des corpuscules innocents mêlés à la viande.

Il faut encore remarquer qu'on vend fréquemment de la viande de porc venant de contrées éloignées, et qu'il n'y a point de sécurité lorsqu'elle n'a pas été contrôlée par l'autorité locale du lieu où l'animal a été abattu. M. Virchow, qui adopte avec raison cette opinion, cite à l'appui une correspondance qu'il a eue avec un des exportateurs les plus importants de Hambourg, qui fait tuer souvent quatre ou cinq cents porcs par jour, et dont la viande doit être préparée en deux jours pour être livrée au commerce et à la consommation. Évidemment, il doit être bien difficile qu'il ne se commette point d'erreur lorsqu'on doit surveiller un mouvement d'affaires aussi considérable, aussi le contrôle de l'autorité lui paraît-il indispensable.

Toutes ces considérations portent à penser que la surveillance individuelle est insuffisante, et que celle de l'autorité est nécessaire; ce sentiment a prévalu dans plusieurs contrées, ou seulement dans plusieurs villes de l'Allemagne, et des ordonnances sanitaires ont été rendues pour atteindre le but désiré.

Nous en rapportons deux exemples qui donnent des détails suffisants pour répondre à toutes les exigences; nous les faisons précéder d'un arrêté publié à Sarreguemines, ville du département de la Moselle; pièce officielle qui démontre que les autorités de notre pays se préoccupent aussi de la question sanitaire que nous venons d'étudier.

3° *Intérêt général des populations.*

MAIRIE DE SARREGUEMINES.

ARRÊTÉ RELATIF A LA TRICHINOSE

(MALADIE DES PORCS).

Nous, maire de la ville de Sarreguemines,

Vu les lois des 16-24 août, 1790 ; 19-22 juillet 1791 ; 18 juillet 1837 et 5 mai 1855;

Vu le Code pénal, art. 471, n° 15;

Vu enfin l'arrêt du conseil de 1784, art. 6, et l'arrêté du gouvernement du 25 messidor an V (15 juillet 1797);

Considérant que, d'après les renseignements que nous avons recueillis, la terrible maladie des trichines aurait fait son apparition en Prusse, non loin de la frontière, et que des habitants de ce pays ayant mangé de la viande d'un porc atteint de trichinose, auraient, sinon péri, du moins gravement souffert de cette maladie;

Attendu qu'il est du devoir de l'autorité municipale de veiller à la bonne qualité des comestibles exposés en vente, et dans les circonstances actuelles, de prescrire les mesures de police nécessaires dans l'intérêt de la santé publique;

Arrêtons :

Art. 1er. A partir de la publication du présent arrêté, et jusqu'à ce qu'il en ait été autrement ordonné, les porcs abattus, soit par les bouchers, soit par les particuliers, seront visités par un homme de l'art qui, après s'être assuré que la viande n'est pas trichineuse, y apposera une marque récognitive de la bonne qualité de la viande.

A cet effet, tout boucher ou particulier devra, préalablement à l'abattage, en faire la déclaration au commissaire de police qui préviendra le médecin vétérinaire chargé de la surveillance de l'abattoir et des boucheries.

Art. 2. Tout porc abattu, reconnu atteint de trichinose, sera immédiatement enfoui par le propriétaire, sur son propre terrain, et à 1 mètre 30 centimètres de profondeur.

Art. 3. Faute d'exécution par les propriétaires, les porcs seront, à leurs frais, voiturés et enfouis dans la commune, au lieu que nous désignerons à cet effet.

Art. 4. Il sera alloué à l'homme de l'art qui aura constaté l'existence de trichines dans la viande de porc, une gratification proportionnée au nombre des animaux reconnus atteints de la maladie.

Art. 5. Les contraventions au présent arrêté seront constatées par des procès-verbaux et poursuivies conformément à la loi.

Fait à Sarreguemines, le 17 février 1866.

Le Maire de la ville de Sarreguemines,

PIGEARD.

La mise à exécution du présent arrêté est autorisée.

Metz, le 22 février 1866.

Le Préfet,

Paul ODENT.

AMTLICHE MITTHEILUNGEN.

Verordnungen und Bekanntmachungen der Provinzial-Behœrden.

Polizei-Verordnung.

Um die verderbliche Einwirkung des Genusses trichinenhaltigen Schweinefleisches auf Gesundheit und Leben der Menschen zu verhüten, verordnen wir auf Grund des Gesetzes über die Polizei-Verwaltung vom 11. März 1850 für den Umfang unsers Regierungsbezirkes, wie folgt:

§ I. Ein Jeder, der ein Schwein schlachtet oder schlachten lässt, ist verpflichtet, dasselbe von einem amtlich concessionirten Fleischbeschauer mikroskopisch untersuchen zu lassen.

Erst dann, wenn auf Grund dieser Untersuchung von dem concessionirten Fleischbeschauer das Attest ausgestellt worden, « dass das Schwein trichinenfrei befunden sei », darf das Fleisch desselben verkauft oder zum Genuss für Menschen zubereitet werden. Wer dieser Vorschrift zuwiderhandelt, verfällt in eine Polizei-Strafe von 5-10 Thalern.

§ 2. Wird ein Schwein trichinenhaltig befunden, so hat der Fleischbeschauer sofort der Ortspolizeibehörde Anzeige zu machen.

Alle Theile eines trichinenhaltigen Schweines sind bei Vermeidung einer Polizeistrafe von 10 Thalern sofort zu vernichten und zu diesem Behuf dem Abdecker zu überweisen, welcher dieselben in vorschriftsmässiger Weise vergraben muss, widrigenfalls er auch in eine Polizeistrafe von 10 Thalern verfällt.

Ausserdem haben diejenigen, welche durch Nichtbefolgung der vorstehenden Vorschriften die Veranlassung dazu gaben, dass trichinenhaltiges Fleisch zum Verkauf gestellt oder durch den Genuss desselben die Gesundheit eines Menschen beschädigt oder gar dessen Tod herbeigefürt wird, die gerichtliche Untersuchung und Bestrafung nach Vorschrift des Strafgesetzbuches zu gewärtigen.

§ 3. Die amtliche Untersuchung eines geschlachteten Schweines wird durch Fleischbeschauer, welche von der Ortspolizeibehörde concessionirt sind, ausgeführt. Um diese Concession zu erhalten,

COMMUNICATIONS OFFICIELLES[1].

Ordonnances et publications des autorités de la province de Magdebourg.

Ordonnances de police.

Pour éviter les effets pernicieux de la nourriture de la viande trichineuse de porc, sur la santé et la vie des hommes, nous ordonnons, en vertu de la loi sur l'administration de la police, du 11 mars 1850, dans l'étendue de notre juridiction, ce qui suit :

I. — Quiconque tue ou fait tuer un porc est obligé de le faire examiner, microscopiquement, par un expert nommé par les autorités à cet effet ; et ce ne sera qu'en présence du certificat donné par l'expert, après vérification faite que le porc n'avait point de trichines, que la viande de celui-ci pourra être vendue ou préparée pour la nourriture de l'homme. Celui qui contrevient à cette ordonnance encourt une amende de 5 à 10 thalers (18 fr. 75 à 37 fr. 50).

II. — Lorsqu'un porc sera trouvé trichineux, l'expert doit immédiatement en avertir la police locale.

Toutes les parties d'un porc trichineux doivent, sur-le-champ, être détruites, sous peine de 10 thalers d'amende ; et, à cet effet, être remises à l'équarrisseur qui est obligé de les enterrer suivant l'ordonnance, sinon il est passible d'une amende de 10 thalers. En outre, ceux qui, pour ne pas avoir exécuté les prescriptions ci-dessus mentionnées, auront été cause que de la viande trichineuse aura été vendue, et que son emploi comme nourriture aura nui à la santé d'un homme, ou même amené sa mort, seront poursuivis devant les tribunaux et punis selon le Code pénal.

III. — L'analyse légale d'un porc tué sera faite par des experts nommés par la police locale. Pour obtenir cette charge, pour les médecins et les pharmaciens ayant leurs diplômes, de même que

[1] Nous publions le texte allemand afin de faire connaître l'original et de permettre la vérification de la traduction.

bedarf es für promovirte Aerzte, Apothekenbesitzer, so wie für die Departements- und Kreisthierärzte nur der Meldung bei der Orts-Polizeibehörde, welche dieselben, nach Ertheilung der Concession, zu diesem Geschäft durch Handschlag zu Protokoll verpflichtet.

Alle übrigen Personen, welche das Amt eines Fleischbeschauers zu erhalten wünschen, müssen sich zu diesem Behuf einer besondern theoretischen und praktischen Prüfung vor dem betreffenden Herrn Kreisphysikus unterziehen. Erst auf Grund der bestandenen Prüfung können dieselben als Fleischbeschauer von der Orts-Polizeibehörde concessionirt und amtlich verpflichtet werden.

Die Concessionen sind unter Siegel und Unterschrift der Behörden sofort auszufertigen. Ein Stempel ist dazu nicht zu werwenden.

§ 4. Gewerbetreibende, nämlich Fleischer, Schmalzer u. s. w., haben im Fleischbuch nachfolgende Rubriken zu halten :

1.	2.	3.	4.	5.	6.
Nummer.	Tag des Schlachtens.	Bezeichnung des geschlachteten Schweines nach Geschlecht und Alter.	Angabe des Orts, wo das Schwein herstammt, so wie des Verkæufers.	Tag der mikroskopischen Untersuchung.	Attest des Fleischbeschauers über das Resultat der mikroskopischen Untersuchung.

In dieses Buch sind die ausgeschlachteten Schweine am Tage des Schlachtens einzutragen, und dasselbe in den ersten 4 Rubriken ausgefüllt, dem Fleischbeschauer bei der mikroskopischen Untersuchung mit vorzulegen, so dass Letzterer sein Attest über das Resultat der Untersuchung unter Beisetzung seiner Namensunterschrift, des Orts und des Tages der Untersuchung sofort in die 5. und 6. Rubrick eintragen kann.

Den Nichtgewerbetreibenden, welche ein Schwein schlachten oder schlachten lassen, bleibt es freigestellt, ein gleiches Fleisch-

pour les vétérinaires départementaux et cantonaux, il ne faut qu'une demande à la police locale, qui leur confère cet emploi, après un procès-verbal où ils s'engagent en donnant la main.

Toutes autres personnes désirant avoir l'emploi d'expert, sont obligées de se soumettre à un examen théorique et pratique devant le médecin cantonal, et ce ne sera qu'après cet examen préalable qu'elles pourront être regardées officiellement comme experts, et en obtenir le titre de la police locale.

Les brevets devront être signés immédiatement avec le sceau et la signature des autorités; le timbre n'est pas exigé.

IV. — Les industriels, particulièrement les bouchers, charcutiers, etc., sont obligés d'avoir dans leurs registres les désignations suivantes:

1.	2.	3.	4.	5.	6.
Numéros.	Jour de l'abattage.	Description du porc tué, son sexe et son âge.	Indication du lieu de son origine et de celui du vendeur.	Jour de l'analyse microscopique.	Certificat de l'expert sur le résultat de l'analyse microscopique.

Les porcs tués doivent être enregistrés dans ce livre, le jour même de l'abattage, et le livre, dont les quatre premières colonnes devront être remplies, sera présenté à l'expert au moment de l'analyse microscopique, pour que ce dernier y mette son certificat signé, ainsi que le résultat de ses recherches, le lieu et le jour de l'analyse, comme cela est indiqué aux colonnes 5 et 6.

Les particuliers qui abattent ou font abattre un porc, sont libres de tenir un semblable registre; mais s'ils ne le veulent pas, ils doivent se faire donner par l'expert un certificat par porc tué, con-

buch zu halten. Wollen sie dies nicht, so müssen sie sich von dem Fleischbeschauer über jedes ausgeschlachtete Schwein ein besonderes Attest, welches die Bezeichnung des Schweins, des Orts seiner Herstammung, eventuell des früheren Eigenthümers, den Tag des Schlachtens und der mikroskopischen Untersuchung enthalthen muss, ausstellen lassen und solches wenigstens drei Monate lang aufbewahren. Das Fleischbuch, so wie die vorbemerkten Atteste sind der Orts-Polizeibehörde zur Controle auf Erfordern jeder Zeit vorzuzeigen.

§ 5. Wer, obwohl dazu verpflichtet, das Fleischbuch gar nicht oder nicht ordentlich und richtig führt, verfällt ebenso wie derjenige, der die über die mikroskopische Untersuchung geschlachteter Schweine ihm vom Fleischbeschauer ausgestellten besonderen Atteste nicht drei Monate lang aufbewahrt, in eine Strafe von 5 Thalern.

§ 6. Für jede mikroskopische Untersuchung der zu einem Schweine gehörigen Fleischtheile und für die Ausstellung des Attestes hat der Besitzer des ausgeschlachteten Schweines an den amtlichen Fleischbeschauer den Betrag von 10 Sgr. zu entrichten.

Der Fleischbeschauer muss die zu untersuchenden Fleischtheile von den geschlachteten Schweinen selbst entnehmen.

Wird von dem Besitzer des untersuchten Schweines ein ausserhalb des Orts wohnender Fleischbeschauer zugezogen, so ist er verpflichtet, an denselben noch die einem Zeugen zustehenden Reise und Zehrungskosten zu bezahlen.

§ 7. Behufs Prüfung derjenigen Personen, welche das Geschäft der amtlichen Fleischschau zu übernehmen wünschen, erhalten die Herren Kreis-Physiker eine Instruktion, welche in der Anlage A. enthalten ist. Für die Prüfung ist von dem zu Prüfenden eine Gebühr von Einem Thaler zu berichtigen. Muss der Herr Kreisphysikus auf den Wunsch des zu Prüfenden desshalb sich von seinem Wohnort entfernen, so sind ihm dafür von dem zu Prüfenden ausser der Prüfungsgebühr noch die ihm bei Reisen in Dienstangelegenheiten zustehenden Diäten und Reisekosten zu vergüten.

§ 8. Um zu bewirken, dass die Fleischschau gründlich, zweckentsprechend und umsichtig vorgenommen werde, haben wir in der Beilage B. eine Instruktion für die amtlichen Fleischbeschauer erlassen.

§ 9. Diese Verordnung tritt für jede Ortschaft erst dann in Kraft,

tenant la description du porc, le lieu de son origine, le nom du précédent propriétaire, le jour de l'abattage et de l'analyse microscopique. Il faut le garder au moins trois mois en réserve. Le registre de boucherie, de même que tout autre certificat ci-dessus mentionné, doivent être prêts, à première réquisition, à être soumis au contrôle de la police locale.

V. — Celui qui, malgré l'ordonnance, n'a pas de livre, ou ne le tient pas avec ordre et exactitude, de même que celui qui ne garde pas au moins trois mois le certificat donné par l'expert, de l'analyse microscopique, encourt une amende de 3 thalers.

VI. — Le propriétaire d'un porc tué doit payer à l'expert pour chaque analyse microscopique d'une partie de la viande du porc, de même que pour l'expédition du certificat, la somme de 10 silbergros (1 fr. 25).

L'expert doit faire choix lui-même de la partie de viande du porc tué soumise à l'analyse. Lorsque les propriétaires des porcs abattus font venir un expert qui n'habite pas dans l'endroit même, ils sont obligés de lui fournir, comme cela se pratique pour un témoin, les frais de route et d'entretien.

VII. — Les personnes qui voudraient obtenir l'emploi d'expert, recevront des médecins cantonaux une instruction conforme à la note A.

L'examinateur peut exiger 1 thaler de la personne examinée. Si le médecin doit se déplacer pour répondre à la demande de la personne qui veut être examinée, elle devra lui payer, outre les frais d'examen, ceux de voyage et d'entretien.

VIII. — Pour obtenir que l'analyse réponde complétement au but que l'on se propose, et soit faite avec soin, nous donnons à la lettre B une instruction destinée aux experts.

IX. — Cet arrêté a force de loi en tous lieux où se trouve un

wenn für dieselbe ein Fleischbeschauer, resp. für grössere Städte eine dem Bedürfniss entsprechende Zahl von Fleischbeschauern concessionirt und die erfolgte Concessionirung nebst den Namen der concessionirten Fleischbeschauer in vorschriftsmässiger Weise von der Orts-Polizeibehörde publizirt worden ist.

Ueber das Bedürfniss zur Concessionirung mehrerer Fleischbeschauer an einem Orte entscheidet die Orts-Polizeibehörde.

§ 10. Mit dem Augenblick, in welchem diese Verordnung nach § 9. in den einzelnen Ortschaften unsers Departements in Kraft tritt, werden die etwa für dieselben von Kreispolizei- oder Lokalpolizeibehörden über den Gegenstand dieser Verordnung ergangenen Bestimmungen ausser Kraft gesetzt.

Magdeburg, den 12. Dezember 1865.

Königliche Regierung. Abtheilung des Innern.

Anlage A,

Instruktion für die Kreisphysiker, die Prüfung von Fleisch-Beschauern betreffend.

Zur mikroskopischen Fleischschau unbedingt berechtigt sind die promovirten Aerzte, die Apothekenbesitzer und die Departements- und Kreisthierärzte. Sonstige Personen, welche sich diesem Geschäfte widmen wollen, haben sich einer Prüfung zu unterwerfen, welche von dem Kreisphysikus abgehalten wird.

Die Prüfung erstreckt sich:

1) auf die naturhistorische Kenntniss von der Gestalt und dem inneren Bau der Trichina spiralis in ihren verschiedenen Entwickelungsstufen und Geschlechtsverhältnissen, ihrer Einwanderung von dem Darme in die Muskeln, der dadurch bedingten krankhaften Veränderung der Muskelfasern und der in denselben vorhandenen Einkapselung;

2) auf die Handhabung des Mikroskopes im Allgemeinen und auf den Gebrauch desselben Behufs der Erkennung von Trichinen insbesondere; zur Ermittelung dieser Kenntniss und Fertigkeit sind dem Antragsteller eine grosse Anzahl von Präparaten theils gesunden, theils trichinenhaltigen Schweinefleisches vorzulegen, welche er sämmtlich richtig zu erkennen im Stande sein muss;

expert. Seulement pour les grandes villes, réclamant un plus grand nombre d'experts, on y ajoutera le nom des experts d'une manière distincte, ainsi que leurs certificats; et cela sera publié légalement par les autorités de la police locale.

Les autorités de la police décideront de l'opportunité des certificats et du nombre des experts dans une même localité.

X. — A partir du moment où cet arrêté sera mis en vigueur dans les divers endroits de notre juridiction, en vertu de l'article 9, toutes les autres ordonnances émises à cet effet par la police cantonale ou locale, cessent d'avoir raison d'être.

Magdebourg, 12 décembre 1865.
Gouvernement royal. Ministère de l'intérieur.

Pièce additionnelle A.

Instructions pour les médecins cantonaux, concernant les examens des experts.

Le droit d'analyser microscopiquement la viande, appartient sans conditions aux médecins brevetés, aux chefs de pharmacie, et aux médecins vétérinaires départementaux et cantonaux. Toutes autres personnes désirant se livrer à ces fonctions, devront se soumettre à un examen qui sera fait par le médecin cantonal.

L'examen portera sur ce qui suit :

I. — Sur la connaissance physique de la forme et de la construction intérieure de la Trichina spiralis, dans ses diverses phases et rapports sexuels, ses immigrations des intestins dans les muscles, causant l'altération des fibres musculaires, et des capsules se déposant dans ces derniers.

II. — En général sur le maniement du microscope, et son emploi pour reconnaître spécialement les trichines. Pour se convaincre des connaissances et de l'habileté de l'impétrant, il faudra lui faire faire une grande quantité de préparations de viande de porc, en partie saine, en partie trichineuse, qu'il devra être en état de reconnaître sur-le-champ et sans erreur.

3) auf die Geschicklichkeit, Muskelfleisch sur mikroskopischen Untersuchung vorzubereiten und auf die Fähigkeit, dasselbe unter dem Mikroskope richtig zu bestimmen.

Auf Grund der kostenfrei auszustellenden Bescheinigung über die genügend abgelegte Prüfung kann der Geprüfte, wenn sonst gegen sein moralisches Verhalten kein Bedenken obwaltet, als Fleischbeschauer concessionirt und verpflichtet werden. Die von der Ortsbehörde ertheilte Concession ist jederzeit widerruflich.

Der Kreisphysikus muss Gelegenheit nehmen, die Untersuchungen der Fleischbeschauer von Zeit zu Zeit durch eigene Anschauung zu beaufsichtigen.

Jeden Fall, in welchem von dem Fleischbeschauer Trichinen aufgefunden werden, hat der Kreisphysikus durch eine genaue Nachprüfung zu bestätigen.

Magdeburg, den 12. December 1865.

Königliche Regierung. Abtheilung des Innern.

Anlage B.

Anweisung für die Fleischbeschauer zur mikroskopischen Untersuchung des Schweinefleisches.

1. Der Fleischbeschauer sorgt für Beschaffung eines guten Mikroskopes, welches bei einer 100 fachen Vergrösserung die Objekte scharf und klar darstellt.

Zur Voruntersuchung dient eine 10 mal vergrössernde Stativloupe.

Eine solche Loupe mit ihrem kleinen Tisch gestattet das Zerfasern des Fleisches mit beiden Händen und dadurch die Ubersicht des ganzen Präparates in dem umspielenden Wassertropfen.

2. Der Fleischbeschauer verschafft sich genaue Kenntniss von der Gestalt und dem innern Bau der Trichina spiralis in ihren verschiedenen Entwicklungsstadien als Darmtrichine, Darmembryo, als wandernder Embryo und als Muskeltrichine und dies theils durch das Studium gediegener, mit Abbildung versehener Schriften, theils durch recht häufige Anschauung von Trichinenpräparaten.

Folgende Schriften sind zu diesem Behufe zu empfehlen:

R. Leuckart, Untersuchungen über Trichina spiralis, Leipzig und Heidelberg 1860.

III. — Sur l'habileté à préparer de la viande musculaire pour l'analyse microscopique, et l'adresse à mettre celle-ci convenablement sous le microscope.

En vertu du certificat délivré sans frais, après examen préalable, l'impétrant pourra avoir son diplôme, s'il n'y a point de réserve contre sa moralité. La concession donnée par l'autorité locale est révocable.

Le médecin cantonal est obligé de surveiller les analyses et d'y assister de temps en temps. De plus, de constater par une contre-épreuve tous les cas où des trichines ont été trouvées par les experts.

Magdebourg, 15 décembre 1865.

Gouvernement royal. Ministère de l'intérieur.

Pièce additionnelle B.

Instructions à l'usage des experts, pour les recherches microscopiques de la viande de porc.

I. — L'expert se pourvoira d'un bon microscope grossissant au moins cent fois, d'une manière claire et distincte, les objets représentés.

L'analyse préparatoire est suffisamment faite avec une loupe mise sur chevalet et grossissant dix fois. Cette loupe, posée sur une petite table, permet de déchirer la viande avec les mains, et par là de faire l'examen de toute la préparation dans la goutte d'eau qui l'entoure.

II. — L'expert se procurera la connaissance exacte de la forme, de la construction interne de la Trichina spiralis, dans ses diverses phases, comme trichine des intestins, embryon des intestins, embryon pérégrinant, et trichine musculaire, et cela en partie par l'étude simple des ouvrages enrichis de dessins, en partie par l'examen souvent répété des préparations trichineuses.

A cet effet, nous recommandons les écrits suivants :

R. Leuckart, *Recherches sur la Trichina spiralis,* Leipzig et Heidelberg, 1860.

Virchow, Darstellung der Lehre von den Trichinen. Berlin 1864.

Alex. Pagenstecher, die Trichinen. Leipzig 1865.

3. Zur Unterscheidung trichinenfreien Muskelfleisches von trichinenhaltigem ist gleichfalls fleissige Anschauung von beiderseitigen Präparaten nothwendig. Durch die einwandernden Muskeltrichinen wird in der Faserung des Fleisches ein eigenthümlicher Krankheits-Process erzeugt; die Muskelfaser verliert ihre charakteristichen Querstreifen und nimmt dagegen ein körniges getrübtes Ansehen an; erst später etwa nach 4 Wochen umgiebt sich der kleine, Anfangs längliche, hernach sich aufrollende Embryo mit einer kalkhaltigen Kapsel und die gesunde Muskelfaser wird neu erzeugt.

4. Zur mikroskopischen Untersuchung sind die Muskelfasern vom Zwerchfell, die Augenmuskeln, die Kaumuskeln, die Zwischenrippenmuskeln und die Nakenmuskeln zu wählen und zwar die Stellen derselben vorzugsweise zu prüfen, wo die Nackenmuskeln in die Sehnenfasern übergehen. Wichtig ist die Erfahrung, dass Trichinen, wenn sie überhaupt in einem Schweine vorhanden sind, niemals im Zwerchfelle und in den Augenmuskeln fehlen. Es ist daher umgekehrt mit hoher Wahrscheinlichkeit anzunehmen, dass, im Falle Trichinen in genannten Muskeln vermisst werden, sie überhaupt nicht vorhanden sein werden.

5. Behufs der mikroskopischen Untersuchung macht sich derselbe auf folgende Art seine Objekte: er nimmt eine Nähnadel, führt sie ganz oberflächlich in querer Richtung über eine dünne Parthie Muskelfasern ein, schiebt sie dann vorsichtig auf- und abwärts, so dass eine gleichmässige dünne Faserschicht in der Längsrichtung abgehoben wird, welche, mit Glycerin befeuchtet, zwischen die Glasplatten gebracht wird.

In frisch geschlachtetem Fleische werden sich die Trichinen bei einer Erwärmung von 40° R. anfangen zu bewegen, bei einer Steigerung der Temperatur bis 45° R wird die Bewegung lebhaft, bei einer Wärme von 48° bis 50° R. endlich zuckend und convulsivisch werden. Bei noch höheren Graden bis sur Siedehitze stirbt der Parasit ab.

Ein mit Aetzkali behandeltes Probestückchen zeigt die Muskelfaser durchsichtiger.

Ist die Kapsel noch nicht verkalkt, so sieht man sie danach weniger, aber den kleinen gerollten Wurm in derselben desto

Virchow, *Description et leçons sur les Trichines*, Berlin, 1864.
Alex. Pagenstecher, *des Trichines*, Leipzig, 1865.

III. — Pour discerner la viande musculaire saine de la viande musculaire trichineuse, l'examen réitéré des deux préparations est nécessaire. L'invasion des trichines dans les muscles, provoque dans les fibres de la viande une maladie spéciale; la fibre musculaire perd les raies transversales qui la caractérisent, et prend, au contraire, un aspect grisâtre et granuleux; peu après, environ au bout de quatre semaines, le petit embryon qui, d'abord, était allongé, s'enveloppe d'une capsule calcaire, s'y enroule, et la fibre musculaire redevient saine.

IV. — Pour les recherches microscopiques, il faut choisir les fibres musculaires du diaphragme, les muscles des yeux, de la mâchoire, des intercostaux et de la nuque. On analyse spécialement la partie où les muscles de la nuque passent dans les fibres des tendons. Cette expérience est importante, parce que les trichines, surtout lorsqu'il s'en trouve dans un porc, ne font jamais défaut dans le diaphragme et dans les muscles oculaires. On peut donc en conclure, par opposition et avec apparence de vérité, que dans les cas où les trichines ne se trouvent pas dans les muscles que nous venons de nommer, il n'y en a point dans le reste.

V. — Pour l'analyse microscopique, il faut préparer ses objets de la manière suivante : on prend une aiguille à coudre qu'on introduit transversalement et tout à fait à la surface d'une partie mince de fibre musculaire; on la promène avec précaution de haut en bas, de manière qu'une couche légère et égale de fibres soit ôtée dans le sens de la longueur, on l'humecte alors avec de la glycérine, et on la pose entre les deux verres.

Dans de la viande fraîchement tuée, les trichines commenceront à se mouvoir à une température d'environ 40° Réaumur; en augmentant cette température jusqu'à 45° Réaumur les mouvements deviendront vifs; enfin, à une chaleur de 48° jusqu'à 50° Réaumur, ils seront spasmodiques et convulsifs. Mais à une température encore plus élevée, arrivant à être brûlante, le parasite meurt.

Un petit morceau d'essai, traité avec une dissolution de soude caustique rend la fibre musculaire plus transparente.

Si la capsule n'est pas encore à l'état calcaire, on la voit moins

besser; ist dagegen die Kapsel schon verkalkt, so erscheint sie nun bei durchfallendem Lichte auf demselben Grunde um so dunkler; bei auffallendem Lichte hebt sich ihre weisse Färbung um so deutlicher hervor. Ueberhaupt werden die Objekte bei gemildertem Lichte deutlicher.

6. Findet der Fleischbeschauer in dem zur Prüfung übergebenen Fleische Trichinen, so hat er der Orts-Polizeibehörde ungesäumt Anzeige zu machen und dem betreffenden Kreisphysikus Stücke von dem trichinenhaltigen Fleische zur Nachprüfung zuzustellen. Zugleich ist in solchem Falle der Dünndarminhalt auf Darmtrichinen zu untersuchen. Letzteres ist gleichfalls nicht zu versäumen, wenn der Befund der Muskelfaserung zweifelhaft erscheint.

Madgeburg, den 13. December 1865.

Königliche Regierung. Abtheilung des Innern.

BEKANNTMACHUNGEN.

Saarbrücken, den 2. Februar 1866.

Untersuchung von geschlachteten Schweinen auf Trichinen.

Die hiesige Stadtverordneten Versammlung hat gestern beschlossen, dass auf städtische Kosten mehrere Brenneisen angefertigt, auf dem hiesigen Amte hinterlegt und denjenigen Aerzten, welche sich mit der Untersuchung der geschlachteten Schweine befassen, auf Verlangen übergeben werden sollen, um die trichinenfrei befundenen Schweine an zehn verschiedenen Stellen damit einzubrennen. Zugleich wurde beschlossen, dass der Werth derjenigen geschlachteten Thiere, welch' letztere bei der Untersuchung trichinös befunden werden, auf Grund eines Attestes des betreffenden Arztes und des zustimmenden Gutachtens derjenigen Medizinal-Person, welche städtischer Seits mit der näheren Untersuchung beanstragt werden wird, dem Eigenthümer aus der Stadt-Kasse ersetzt und dass ausserdem demjenigen Arzte, welcher die Trichi-

bien ; mais, par contre, le petit ver qui y est roulé, s'y voit d'autant mieux. Si, au contraire, la capsule est déjà à l'état calcaire, elle apparaît d'autant plus sombre que la lumière la frappe avec plus d'éclat ; mais si la lumière qui la frappe vient d'en haut, sa forme blanche ressort plus distinctement. En général, les objets seront toujours plus distincts par une lumière adoucie.

VI. — Si l'expert trouve des trichines dans la chair qui lui est confiée, il doit immédiatement en adresser son rapport à la police locale, et remettre au médecin cantonal des morceaux de cette viande trichineuse pour que celui-ci en fasse un nouvel examen.

Dans ce cas, il faut examiner l'intérieur des petits intestins pour y chercher les trichines intestinales, ce qu'il faut encore faire si l'examen de la fibre musculaire laisse des doutes sur sa pureté.

Magdebourg, 13 décembre 1865.

Gouvernement royal. Ministère de l'intérieur.

(*Journal hebdomadaire de la clinique de Berlin*, 8 janvier 1866.)

PUBLICATION.

Saarbrück, 2 février 1866.

Recherche des Trichines sur les porcs tués.

Le Conseil municipal a décidé hier que la ville ferait confectionner, à ses frais, plusieurs fers à cautère, qui seraient déposés à la mairie et remis, sur demande, aux médecins qui s'occuperaient de l'analyse de la viande des porcs tués, afin de cautériser à dix endroits divers ceux de ces animaux exempts de trichines.

Il a été décidé, en même temps, que la valeur des bêtes tuées et trouvées trichineuses serait payée aux propriétaires par la caisse de la ville, sur le certificat d'un médecin quelconque approuvé par la personne spécialement désignée par la ville et, qu'en outre, la même caisse payerait, chaque fois, au médecin qui aurait découvert les trichines une prime de 10 thalers (37 fr. 50 c.).

En appelant l'attention des habitants de la ville, et surtout des maîtres bouchers, sur ce qui précède, je ne peux que leur recom-

nen entdeckt hat, in jedem einzelnen Falle eine Prämie von 10 Thal. aus der Stadtkasse bezahlt werden soll.

Indem ich die hiesige Einwohnerschaft, insbesondere die Herren Metzgermeister hierauf aufmerksam mache, kann ich denselben nur anempfehlen, alle geschlachteten Schweine auf Trichinen sorgfältig untersuchen und das Einbrennen derselben zur Beruhigung des Publikums vornehmen zu lassen. Die entstehenden Untersuchungs kosten fallen dem betreffenden Eigenthümer des Thieres zu Last, und bemerke ich noch, dass sich die Herren Kreisthierarzt Kautz, Stabsrossarzt Thinius und Thierarzt Schäfer hierselbst mit der fraglichen Untersuchung befasen.

Der Bürgermeifter

C. Schmidborn.

mander de faire pratiquer soigneusement l'analyse des porcs et de les faire cautériser pour tranquilliser le public.

Les frais d'analyse incombent au propriétaire de l'animal, et je fais observer encore que MM. Kautz, vétérinaire cantonal, Thinius, vétérinaire des chevaux de l'état-major, et Schæfer, vétérinaire, s'occupent de l'analyse mentionnée plus haut.

Le Bourgmestre,
C. SCHMIDBORN.

TABLE.

CHAPITRE PREMIER.

CHAPITRE DEUXIÈME.

CHAPITRE TROISIÈME.

CHAPITRE QUATRIÈME.

CHAPITRE CINQUIÈME.

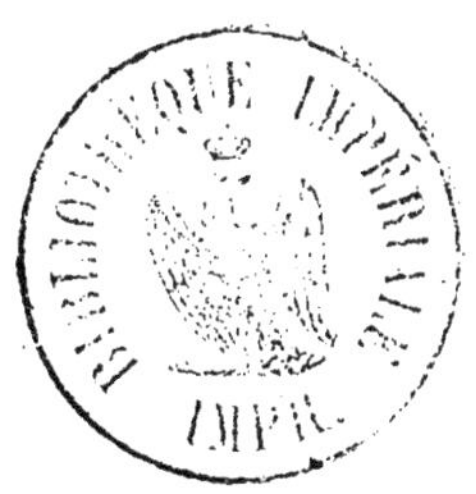
IMPR.

EXPLICATION DE LA PLANCHE.

NUMÉROS.

1. Partie inférieure du muscle sterno-cléido-mastoïdien de l'homme, remplie de trichines contenues dans des kystes calcaires. (Chaque point est un kyste; grandeur naturelle.)

2. Kyste membraneux et transparent, contenu dans le myolemme d'une fibre musculaire; prolongements supérieur et inférieur formés par le myolemme dont la fibre musculaire a été détruite par le ver; on découvre la trichine au centre du kyste (grossissement de 20 fois).

3. Kyste grossi 100 fois : cavité dans laquelle la trichine est enroulée et libre.

4. Trichine retirée du kyste (grossissement 200 fois).

5 et 6. Embryons libres dans les muscles; l'extrémité pointue est la tête; enroulements variés; contours parfaitement nets, grandeur naturelle, un demi-millimètre (grossissement 100 fois).

7 et 8. Trichines des muscles; enroulements variés; apparence striée du contour occasionnée par des plis nombreux; les organes génitaux ne sont point apparents (grossissement 200 fois).

9. Trichine intestinale mâle; on remarque à la queue deux tubercules qui constituent les organes séminaux, grandeur naturelle, un millimètre (grossissement 100 fois).

10. Trichine femelle, surprise au moment où les embryons s'échappent de l'utérus en cheminant d'arrière en avant, grandeur naturelle, deux millimètres (grossissement 50 fois).

NOTA. — Le dessin primitif était trois fois plus grand; il a été ramené par le *réducteur* aux dimensions que donne cette planche; tous les détails conservent entre eux des proportions rigoureusement exactes; ils gagnent à être vus à la loupe. Les grossissements ont été donnés par le micromètre.

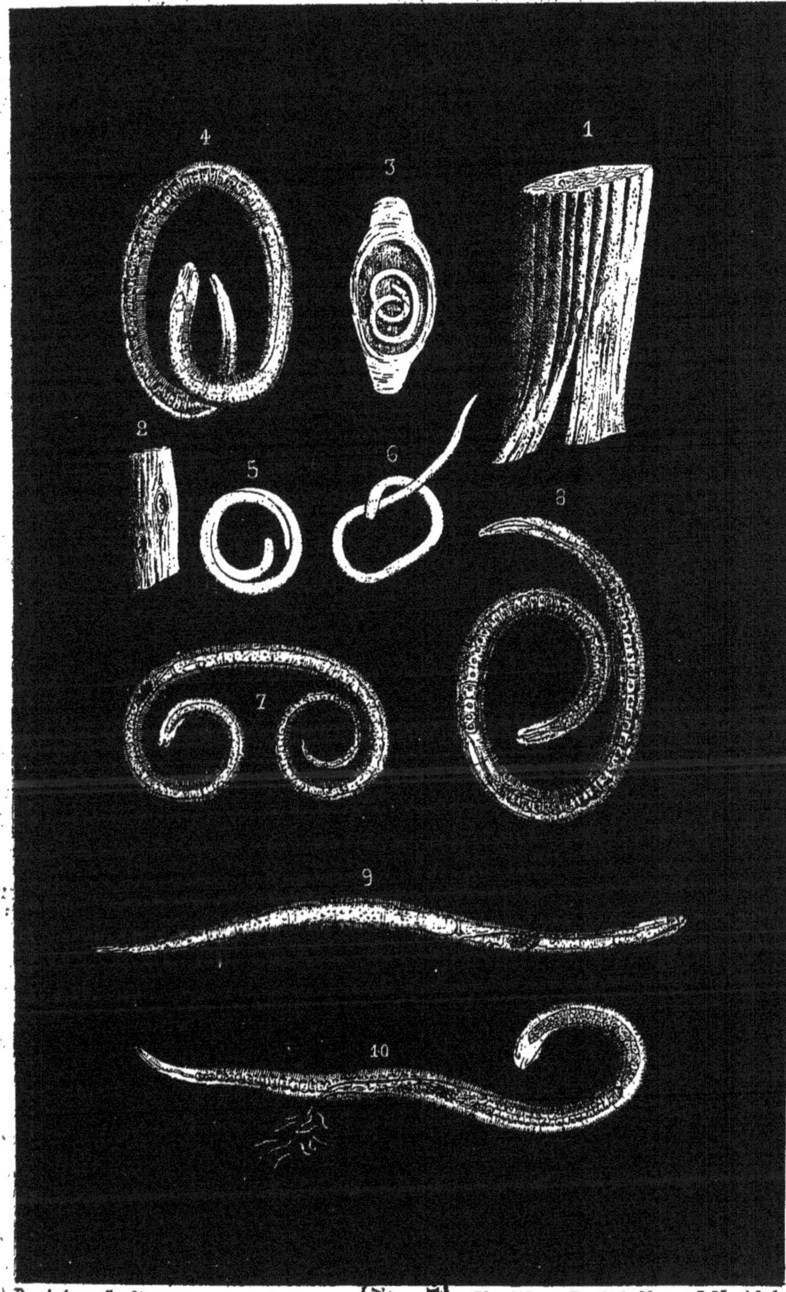

Dessiné par Cordier. Photolith. par Tessié du Motay & R. Maréchal.

OUVRAGES DU MÊME AUTEUR

La Méthode ovalaire, ou Nouvelle méthode pour amputer dans les articulations, in-4°, onze planches lithographiées. — Paris, 1827. — Ouvrage traduit en anglais et deux fois en allemand : la première à Weimar, en 1828, par le professeur Von Froriep ; la seconde à Berlin, en 1831, avec une préface du célèbre professeur von Græfe.

Mémoire sur la cure radicale des pieds-bots, in-8°, six planches lithographiées, 1838. Traduit en italien par le docteur Omodei, de Milan, en allemand par le professeur W. Walther de Leipzig, en anglais par le docteur J. Campbell Stewart, de Philadelphie.

De l'eau sous le rapport hygiénique et médical, ou De l'hydrothérapie, in-8°, 700 pages. — Paris, 1843. — Traduit en hollandais, à Batavia, dans l'Inde, par le docteur F. A. G. Waitz, 1848. Ouvrage fait après une mission du ministre de la guerre à Græfenberg (Silésie autrichienne).

Relation historique et médicale de l'épidémie de choléra qui a régné à Berlin en 1831, un vol. in-8°, 1832. *Couronné par l'Institut en 1833.*

Mémoire sur l'anatomie pathologique du péritoine (*Archives générales de médecine*, années 1823 et 1824) et *Recherches historiques et bibliographiques sur la péritonite* (*Annales de la médecine physiologique*, octobre 1828). Ces mémoires ont été traduits en anglais, en espagnol et en allemand par le professeur Élie von Siebold.

Exposé des instruments de chirurgie trouvés dans les fouilles d'Herculanum et de Pompéi, 28 planches. Présenté à l'Académie impériale de médecine de Paris, séance du 9 janvier 1844.

Le Hamac, ou Nouvel appareil à suspension pour les fractures et les blessures graves du membre inférieur. (Mémoire lu à l'Académie impériale de médecine de Paris, séance du 19 août 1856.)

L'Ozone, ou Recherches chimiques, météorologiques, physiologiques et médicales sur l'oxygène électrisé, in-12, avec six tableaux et une planche coloriée. — Paris, 1856. — Ouvrage traduit partiellement, dans l'Inde, à Bombay, par le docteur H. Cook, et en Amérique, à Baltimore, par le docteur E. S. Gaillard, 1861.

De l'électricité considérée comme cause principale de l'action des eaux minérales sur l'organisme, in-8°, 420 pages. — Paris, 1864.

De la méthode électrolytique dans ses applications aux opérations chirurgicales. (Mémoire lu à l'Académie impériale de médecine de Paris, séance du 14 juillet 1865.)

www.ingramcontent.com/pod-product-compliance
Ingram Content Group UK Ltd.
Pitfield, Milton Keynes, MK11 3LW, UK
UKHW020921180726
13838UKWH00002B/689

9 782329 122236